日帰り麻酔の安全のための基準ガイドブック

編 日本麻酔科学会／日本臨床麻酔学会／日帰り麻酔研究会

序　文

　　ここ数年の念願であった「日帰り麻酔の安全のための基準」ガイドブックが出版の運びとなったことは感無量のものがある。

　　私にとって，「日帰り麻酔」は，京大病院の改築に際して，日帰り手術部を設置することとなり，その準備のため，医療短大の外科，稲本俊教授（稲本晃名誉教授の御次男）とアメリカ東海岸，主としてハーバード大学とロンドンおよびケンブリッヂの病院の見学旅行から始った。この旅はまさにカルチャーショックであった。私がアメリカに在住したのは，昭和40～42年のことで，今回訪れた，アメリカ，イギリスでの驚きは，病院内を談笑しながら患者があるいている情景は完全に消滅していたことが驚きであった。日本でも早く何とかしなければ，としきりに考えたが，私も定年を間近に控え，それどころではなかった。更に，American Society of Intravenous Anesthesiaより，アジアオセアニア地区の静脈麻酔学会（Asian and Oceanic Society of Intravenous Anesthesia；AOSIVA）を設立してほしいとの要望があり，とても日帰り麻酔など考える余地もなかった。AOSIVAの準備会の席で相談した結果，是非日本でもこれを「明日の麻酔科医の問題」としてとりあげるべき，との結論となった。会議の出席者はAOSIVAの準備で，非常に多忙であったが，たまたまAOSIVAの御相談で京都にお越し頂いていた慶応の武田教授に，日帰り麻酔研究会の事務局を，当分の間，慶応大学麻酔科でお願いしてはということになった。武田教授には御快諾を頂いて今日に至っている。

　　その後の経緯については，皆様のご存知の通りで，第一回の研究会は，提案者の私の責任ということで，私が会長を務め，鹿児島での麻酔学会のサテライトのかたちで，麻酔学会の会長の吉村教授に万事お願いして発足した。この研究会の最初の重要事業は，日帰り麻酔の安全のための基準とそのガイドブックを作成することであった。この実現のために，特に慎重な御考慮を頂いたのは，帝京大学の大村教授である。本ガイドブックは特別に日帰り手術と日帰り麻酔に興味を持つ麻酔科医のみでなく，麻酔学会のすべての会員が，その基準を気持ちよく受け入れられるよう，可能な限り広く著者を得ることを最大の目的として，日本麻酔学会，日本臨床麻酔学会の両学会から，著者を推薦して頂くよう進めることとなった。このような次第であり，わが国の麻酔科医の幅広いご支持を期待しているところである。

　　ここで日帰り麻酔の歴史について少し考えてみよう。20世紀の初頭，Iowa州，Siouxの産婦人科医Ralph M. Waters（彼は麻酔に興味を持ち，他の外科医が手術を行う際，麻酔をかけていた。後にWisconsin大学で外科の麻酔担当のassistant Professorに任じられたが，初めての麻酔のレジデント制度を始めた人物であり，サイクロプロパン，クロロフォルムの毒性の研究，カフ付き気管チューブの創案，喉頭鏡のブレードの改良，等々実に多くの貢献のある，ほとんど伝説的な初期の麻酔科医である）は，大病院に附置されたものでない，すなわち独立の日帰り手術室を始めた最初の人物であるとされている。しかし，これはその後，注目されることはなかった。正式の日帰り手術と麻酔のアメリカでの始まりは，1984年にSociety for Ambulatory Anesthesiaが設立されたことに始る。翌1985年には予定手術の34％が日帰りで行われるようになった。今世紀末に

はアメリカでは，70％以上が日帰りで行われると予測されている。これは，莫大な入院の費用の節減，病院とその設備の効率的な利用が目的であり，更に短時間作用性の麻酔およびその関連薬物の開発，より侵襲の少ない手術法の発達で，この傾向は今後更に助長されるであろう。わが国の医療費は国際的に比較した場合，先進国中では国民総生産に占める割合では，むしろ低いと一般に言われているが，社会的には，医療費の高騰は焦眉の急を要する問題であるとされている。日帰り手術，すなわち日帰り麻酔は，まさに新世紀の医学の新しい領域である。ケンブリッヂ大学でみた日帰り手術センターは特に印象的で，センター長は麻酔科医で，これが看護婦長と密接な連携のもとに，毎日の診療をこなしていた。日本もこの医療の世界の新しい流れにやっと同調しつつあり，麻酔の実際，および科学のうえでも，新しい発展が期待されるところである。

　日帰り麻酔，日帰り手術について，現時点での私の危惧は，以下の通りである。アメリカ，イギリスでは，医師の役割分担がわが国に比較すると，より明快で，例えば，手術する医師，ないし大規模の医療施設，術後の管理に専念する地域の医師，ないし小規模の医療施設が明朗な役割分担のもとに連携を行っている。わが国でも「病診連携」の名の元に，似た概念は議論されているものの，私の個人的経験からみて，実際にそれが役割分担として，機能しているとは言い難い。わが国では，小規模の医療施設も大規模病院と同じレベルの診療を目指す傾向がある。そのため，日帰り手術の術後の合併症などはすべて，手術を行った大規模医療機関で処理しなければならない。これは，アメリカ，イギリスとはあまりにも際立った違いである。この問題は，江戸時代以来のわが国の文化に深く根ざしているとも考えられ，その解決は非常に困難である。更に第二の問題は，これはケンブリッヂで聞いたことであるが，日帰り手術では，合併症が特に問題となり，更に短時間ですべての処理を行う必要から，外科，麻酔科ともに，これを使ったトレーニングは困難であるとのことであった。更にもっと深刻な問題として，麻酔科医の数の圧倒的な不足である。このことは，大村教授の示唆に富む総説（日本臨床麻酔学会誌20巻5号，298～307頁）に詳細に述べられているところであるが，かいつまんで言うと，麻酔科医の不足にもかかわらず，日帰り手術の必要性は更に高まり，今の状態では，麻酔科医抜きで，日帰り手術の制度が進められていくことが危惧されるということである。まさにこの危惧があったればこそ，「日帰り麻酔研究会」の発足を急いだともいえるのである。

　たとえ緩やかであっても，着実な進歩と発展が期待される。本ガイドブックが日帰り麻酔の安全に貢献することを切に願う次第である。

2001年2月

高松赤十字病院
森　健次郎

目　次

日帰り麻酔の安全のための基準 ……………………………………………………………… 1

「日帰り麻酔の安全のための基準」の解説 …………………………………………………… 2

第1章　日帰り麻酔の選択 …………………………………………………………………… 5
　Ⅰ．はじめに ……………………………………………………………………………………… 5
　Ⅱ．適応術式 ……………………………………………………………………………………… 5
　Ⅲ．患者の特性による選択 ……………………………………………………………………… 6
　　1．American Society of Anesthesiologists 手術危険度分類（ASAクラス）　6
　　2．基礎疾患による選択　6
　　3．年齢による選択　6
　　4．社会的条件による選択　6
　Ⅳ．術前評価 ……………………………………………………………………………………… 6
　Ⅴ．術前の説明 …………………………………………………………………………………… 7
　Ⅵ．前投薬 ………………………………………………………………………………………… 8
　　1．抗不安・鎮静　8
　　　1）ベンゾジアゼピン／8　　2）$α_2$受容体作動薬／8　　3）麻薬性鎮痛薬／8　　4）非ステロイド消炎薬（non-steroidal anti-inflammatory drugs ; NSAIDs）／8
　　2．悪心・嘔吐の予防　9
　　　1）ブチロフェノン系向精神薬・フェノチアジン系向精神薬／9　　2）消化器機能異常治療薬（gastrokinetic drugs）／9　　3）抗コリン薬／9　　4）抗ヒスタミン薬／9　　5）セロトニン拮抗薬／9
　　3．吸引性肺炎の予防　9
　　　1）H_2受容体拮抗薬／10　　2）抗酸薬／10　　3）消化器機能異常治療薬（gastrokinetic drugs）／10
　　4．禁飲食のガイドライン　10

第2章　日帰り麻酔に関する設備と施設 …………………………………………………… 13
　Ⅰ．はじめに ……………………………………………………………………………………… 13
　Ⅱ．麻酔科術前診察室 …………………………………………………………………………… 14
　Ⅲ．受付，管理室 ………………………………………………………………………………… 15
　Ⅳ．待機室 ………………………………………………………………………………………… 16
　　1．待機室に求められる設備面での項目　16
　Ⅴ．麻酔導入室 …………………………………………………………………………………… 17
　Ⅵ．手術室 ………………………………………………………………………………………… 17

vi 目次

- VII．術後回復室 …………………………………………………………………… 17
- VIII．ステップダウン回復室 ……………………………………………………… 18
- IX．更衣，帰宅と術後情報システム ……………………………………………… 18
- X．入院施設 ………………………………………………………………………… 18
- XI．手術室の施設設備 ……………………………………………………………… 18
    1. 動線計画と清濁ゾーニング 18
    2. 物品管理と収納スペース 19
    3. 情報システム 19
    4. 手術室の安全 19
    5. スタッフ居室 19
- XII．おわりに ……………………………………………………………………… 19

第3章 麻酔法 …………………………………………………………… 21

- I．はじめに ………………………………………………………………………… 21
- II．吸入麻酔薬 ……………………………………………………………………… 21
    1. 亜酸化窒素 22
    2. セボフルラン 22
    3. セボフルランによる導入・維持・覚醒 22
- III．静脈麻酔薬 ……………………………………………………………………… 23
    1. チオペンタール，チアミラール 23
    2. プロポフォール 24
    3. ミダゾラム 25
        1）他の薬物との併用導入（coinduction）／25
    4. ケタミン 25
    5. フェンタニル 26
- IV．筋弛緩薬 ………………………………………………………………………… 26
    1. スキサメトニウム 27
    2. ベクロニウム 27
    3. 非脱分極性筋弛緩薬の拮抗 27
- V．局所麻酔 ………………………………………………………………………… 28
    1. 局所麻酔薬浸潤 28
    2. 静脈内局所麻酔 28
    3. 腕神経叢ブロック 28
        1）放散痛確認法／28　2）動脈貫通法／29　3）末梢神経刺激装置を用いた方法／29
    4. 脊椎麻酔 29
        1）局所麻酔薬の選択／30　2）術後合併症／30
    5. 硬膜外麻酔 30
- VI．Monitored anesthesia care …………………………………………………… 31

第4章　日帰り麻酔での気道確保 ... 37
I．基本的考え ... 37
II．日帰り麻酔で特に考慮すべきこと ... 37
1. 気道確保は手慣れた方法を選択する　37
2. マスク麻酔で自発呼吸が基本となる　37
3. 麻酔科医師の両手が塞がれない方がよい　38
4. 前投薬はないと考える　38
5. 術前の禁飲食の確認　38
6. 筋弛緩薬の選択と使用　39
7. 挿管困難の予測　39
8. 予想外の挿管困難　39

III．気道確保の用具 ... 40
1. マスク　40
2. エアウェイ　40
3. 気管挿管　40
   1) 経口挿管／40　2) 経鼻挿管／42
4. ラリンジアルマスク　42
5. コパ（cuffed oropharyngeal airway；COPA）　43
6. その他　43

IV．気管挿管の確認 ... 44

第5章　覚醒・PACU・帰宅基準 ... 45
I．麻酔からの覚醒 ... 45
1. 入院患者と日帰り麻酔患者での違い　45
2. 日帰り麻酔からの覚醒段階　46
   1) 第1段階：麻酔からの覚醒期／46　2) 第2段階：回復室での覚醒／47　3) 第3段階：帰宅可能／47　4) 第4段階：社会復帰可能段階または「街を歩ける」状況／48

II．Post anesthesia care unit（PACU） ... 49
III．帰宅基準 ... 50
1. 経口飲水可能か否かが重要か？　52
2. 帰宅前に排尿は必須基準か？　52
3. 局所麻酔後の帰宅基準　53
4. 悪性高熱（malignant hyperthermia；MH）素因をもつ患者に日帰り麻酔は可能か？　54
5. 帰宅後指示と「街をいつ歩いてよいか？」　54

第6章　帰宅までの看護ケア ... 59
I．日帰り手術担当看護婦を取り巻く環境 ... 59

Ⅱ．誰が日帰り手術専門看護婦となりえるか？ ……………………………………………… 60
Ⅲ．看護ケアの実際 ……………………………………………………………………………… 60
  1．看護ケアに際してのクリティカルパスの作成と導入　60
  2．手術当日までの看護ケア　65
    1）外来での看護ケア／65　　2）手術当日の看護ケア／67

第7章　帰宅後の対応
―帰宅にあたって指示される注意点も含む― …………………………………………… 75
Ⅰ．はじめに ……………………………………………………………………………………… 75
Ⅱ．帰宅時の注意点 ……………………………………………………………………………… 75
Ⅲ．日帰り麻酔・手術の術後合併症 …………………………………………………………… 75
Ⅳ．再受診再来院の理由にはどんなものがあるのか？ ……………………………………… 76
Ⅴ．マイナー合併症の発生率 …………………………………………………………………… 77
Ⅵ．帰宅後の電話によるフォローアップ ……………………………………………………… 78
Ⅶ．おわりに ……………………………………………………………………………………… 78

第8章　日帰り麻酔での術後鎮痛について ……………………………………………… 79
Ⅰ．はじめに ……………………………………………………………………………………… 79
Ⅱ．術後に発生する疼痛の原因 ………………………………………………………………… 79
Ⅲ．術後疼痛への処置 …………………………………………………………………………… 80
  1．オリエンテーション　80
  2．前投薬　81
  3．導入薬物　81
  4．麻酔中の対策　81
    1）局所麻酔／81　　2）全身麻酔での対応／82　　3）神経遮断鎮痛法（neuroleptanalgesia；NLA）／82　　4）その他の対策／83
  5．術後鎮痛　83
    1）アセトアミノフェン／83　　2）非ステロイド消炎薬／83　　3）フェンタニル／84　　4）その他／84
  6．小児に使われる鎮痛法　85
  7．帰宅後の疼痛への対応策　85

第9章　合併症・副作用 ……………………………………………………………………… 87
Ⅰ．はじめに ……………………………………………………………………………………… 87
Ⅱ．発生率 ………………………………………………………………………………………… 87
  1．死亡率　87

2．合併症発症率　87
Ⅲ．合併症 ………………………………………………………………………………… 88
　1．心血管系合併症　88
　2．呼吸器系合併症　88
　3．術後痛　89
　4．悪心・嘔吐　89
　5．その他　90
Ⅳ．高齢者の日帰り手術 …………………………………………………………………… 90
Ⅴ．基礎疾患 ……………………………………………………………………………… 90
Ⅵ．おわりに ……………………………………………………………………………… 91

第10章　小児の日帰り麻酔 ……………………………………………………… 93
Ⅰ．はじめに ……………………………………………………………………………… 93
Ⅱ．日帰り麻酔の特殊性 …………………………………………………………………… 93
Ⅲ．対象患児および疾患 …………………………………………………………………… 94
　1．患児自身の肉体的条件　94
　2．疾患の条件　94
　3．家庭の条件　95
　4．社会的条件　95
　5．対象疾患　95
Ⅳ．術前検査・診察および術前指示 ………………………………………………………… 95
　1．術前検査　95
　2．術前診察　96
　　1）問　診／96　　2）理学的検査／96
　3．術前指示　96
Ⅴ．前投薬，麻酔，モニターおよび術中合併症 …………………………………………… 97
　1．前投薬　97
　2．麻　酔　98
　3．術中モニター　98
　4．術中合併症　98
Ⅵ．術後鎮痛 ……………………………………………………………………………… 99
Ⅶ．術後経口摂取，離院帰宅 ……………………………………………………………… 100
　1．経口摂取　100
　2．離院帰宅　100
　3．入院を必要とする条件　101
Ⅷ．帰宅後のフォロー ……………………………………………………………………… 101
Ⅸ．まとめ ………………………………………………………………………………… 102

第11章　成人の日帰り麻酔 …… 103
- Ⅰ．はじめに …… 103
- Ⅱ．高齢者 …… 103
- Ⅲ．心血管疾患患者 …… 104
  1. 高血圧症　104
  2. 冠動脈疾患　105
  3. 心臓弁膜症　105
  4. ペースメーカ患者　106
- Ⅳ．呼吸器疾患患者 …… 106
  1. 気管支喘息　106
  2. 慢性閉塞性肺疾患（chronic obstructive pulmonary disease；COPD）　107
- Ⅴ．内分泌代謝疾患患者 …… 108
  1. 糖尿病　108
  2. 甲状腺疾患　109
  3. 病的肥満　109
- Ⅵ．その他 …… 109
  1. 人工透析　109
  2. 慢性関節リウマチ　109
  3. 免疫抑制状態　110
  4. 薬物依存　110
  5. 気道確保困難　110
  6. 悪心・嘔吐　111
- Ⅶ．結語 …… 111

第12章　日帰り麻酔に果たす麻酔科医の役割
　　　　　―実務的な面を中心に― …… 113
- Ⅰ．はじめに …… 113
- Ⅱ．麻酔科医の果たす役割 …… 113
  1. 日帰り麻酔ソフト面での麻酔科医の実務役割　113
      1) 適切な患者の選択と日帰り麻酔適応の決定／114　2) 納得のいく術前説明と日帰り麻酔同意の取得／114　3) 必要最小限の術前検査，術前診察結果をふまえた患者の状態把握／115　4) 手術のスケジュールの決定／115　5) 術当日，術直前の注意点の指示／116　6) 術当日の理学的問診，バイタルサインのチェック／116　7) 術中麻酔管理／116　8) 術直後の集中管理／117　9) ステップダウンリカバリでの帰宅許可までの観察と帰宅許可の指示／117　10) 帰宅後の緊急連絡システムと緊急収容先の確保／117
  2. 日帰り麻酔ハード面での麻酔科医の役割　117
- Ⅲ．おわりに …… 119

付録　保険制度，医療行政とのかかわり
―診療報酬改正をふまえて― ……………………………………………………121
- Ⅰ．はじめに ………………………………………………………………………121
- Ⅱ．アメリカの医療システム ……………………………………………………121
- Ⅲ．わが国の展望 …………………………………………………………………123
  1. 現在の日本の医療制度　123
  2. 短期滞在手術基本料の影響　123
  3. 医療改革後の変化　124
- Ⅳ．まとめ …………………………………………………………………………125

編集後記 ……………………………………………………………………………129

索　引 ………………………………………………………………………………131

日帰り麻酔の安全のための基準

主　旨

　医療技術の進歩により，従来入院を必要とした手術や検査が，日帰りで患者に行えるようになった。そのための日帰り麻酔は，術前・術後の管理を外来や在宅で行うことから，入院していれば容易に発見できる異常を見逃したり，処置が遅れる可能性がある。安全に日帰り麻酔を行うためには，より高度な技術と周術期の十分なケアを必要とし，以下のような基準を満たすべきと考える。

1. 日帰り麻酔の選択にあたっては，
   1) 事前に，麻酔科医による診察，術前検査の評価を行うこと。
   2) 患者や家族へ日帰り麻酔の主旨とリスクについて十分説明し，了解を得ること。
   3) 帰宅時の付き添いや自宅で介護できる人がいること。
   4) 緊急事態が生じたときに速やかに受診できる範囲に居住していること。

2. 看護要員，設備，および体制については，
   1) 術前の指示，処置，バイタルサインの評価ができること。
   2) 帰宅可能となるまでの看護と観察ができること。
   3) 帰宅後の術後経過の確認方法と異常事態への対応が確立していること。
   4) 入院できるベッドが確保されていること。

3. 麻酔中の患者の安全を維持確保するために，全身麻酔，硬膜外麻酔，脊椎麻酔に限らず，術中に鎮痛・鎮静薬を使用する際には，日本麻酔学会の「安全な麻酔のためのモニター指針」を遵守すること。

4. 帰宅にあたっては，①意識状態，②呼吸機能，③循環機能，④運動能力，⑤出血，⑥疼痛などについての基準を設け，麻酔科医が診察・評価を行うこと。

付　記

　日帰り麻酔には，日本麻酔学会麻酔指導医が関与することが望ましい。

1999年11月
日 本 麻 酔 学 会
日本臨床麻酔学会
日帰り麻酔研究会

「日帰り麻酔の安全のための基準」の解説

「日帰り麻酔の安全のための基準」は，本基準の理念を述べている"主旨"と，①患者の選択基準，②整備すべき看護要員，設備，体制，③麻酔中の安全のために，④帰宅に際しての基準，について述べられている。

I. 主　旨

医療技術の進歩により，従来入院を必要とした手術や検査が，日帰りで患者に行えるようになった。そのための日帰り麻酔は，的確な手術，安全な麻酔管理に加え，術前・術後の管理体制が整っている必要がある。特に術前・術後の管理は外来や在宅で行うことから，入院していれば容易に発見できる異常を見逃したり，処置が遅れる可能性がある。患者に恩恵をもたらすような安全な日帰り麻酔を行うためには，より高度な技術と周術期の十分なケアを必要とし，そのためには以下のような基準を満たすべきと考える。

1. 患者の選択基準

日帰り麻酔の適応となる患者の選択には，術者による評価だけでなく，麻酔科医が事前に診察を行い，術前検査の評価を行い問題点を把握して，日帰り麻酔の適応を決めることが必要である。患者や家族には日帰り麻酔の主旨と帰宅後に生じるリスクについて十分説明し，了解を得る。入院の希望があればその希望を尊重すること。帰宅時には付き添いが必要で，自宅には患者の介護ができる能力があり状態を観察したり緊急事態にも対応できる人がいることや，出血などの合併症が生じたときに速やかに受診できる範囲に居住していることが，日帰り麻酔の条件となる。

2. 整備すべき看護要員，設備，体制

術前の禁飲食の指示，手術当日の前投薬などの処置や更衣，バイタルサインのチェック，手術室への患者の搬送，麻酔からの覚醒・帰宅までの看護と管理など，日帰り麻酔の施行に必要な看護要員，設備，および体制が整っている必要がある。また帰宅後の経過を電話などで確認したり，異常事態が発生したときなどに対応するための連絡先を教えるとともに，病院では連絡を受ける体制が整えられている必要がある。帰宅が不可能と判断した場合や，帰宅後の異常で入院が必要と判断した場合に入院できるベッドの確保がされている必要がある。

3. 麻酔中の安全のために

麻酔中の患者の安全を維持確保するために，日本麻酔学会の制定した「安全な麻酔のためのモニター指針」を守ることが必要である。本指針は「全身麻酔，硬膜外麻酔および脊椎麻酔を行うときに適用される」と記載されているが，日帰り麻酔では神経ブロックに鎮静薬を併用したり，検査麻酔などでの鎮痛・鎮静薬の投与を主体とした monitored anesthesia などにおいても，同様に

指針を守るべきである．

4．帰宅に際しての基準

　日帰り麻酔を行う施設では，その施設に即した帰宅基準を設けておくべきで，帰宅を許可する際にはその基準に則って評価を行うべきである．日帰り麻酔では周術期の麻酔管理が主体となることから，帰宅に当たっては麻酔科医も患者を診察して評価を行うべきである．

II．付　記

　日帰り麻酔は，周術期の麻酔管理が主体となり，本基準は患者の安全を確保することが主目的となることから，麻酔管理に精通した日本麻酔学会麻酔指導医が関与することが望ましい．すなわち麻酔指導医が直接麻酔管理を行うか，麻酔指導医のもとに研修医などが麻酔を行うことを意図している．指導医制度が専門医制度に置き換えられた場合には，指導医を専門医と置き換えて読むものとする．

第1章 日帰り麻酔の選択

I. はじめに

　1999年に日本麻酔学会，日本臨床麻酔学会，日帰り麻酔研究会より"日帰り麻酔の安全のための基準"が示された。その基準によると，日帰り麻酔の選択にあたっては，
　①事前に，麻酔科医による診察，術前検査の評価を行うこと。
　②患者や家族へ日帰り麻酔の主旨とリスクについて十分説明し，了解を得ること。
　③帰宅時の付添や自宅で介護できる人がいること。
　④緊急事態が生じたときに速やかに受診できる範囲に居住していること。
　また，付記として「日帰り麻酔には，日本麻酔学会麻酔指導医が関与することが望ましい」とされている。平成12年4月に短期滞在手術基本料が実施され，今後日帰り手術の適応は拡大していくであろう。しかし，実際の臨床の現場では，上記のような基準が満たされるのは困難な場合が多いのも現状である。
　これらの点をふまえたうえで，日帰り麻酔の選択について述べる。

II. 適応術式

　従来は鼓膜チュービングなどのいわゆる小手術にかぎられていた日帰り手術も，手術技術の急速な発達によりその適応は現在拡大しつつある。最近の報告では，消化器外科，婦人科領域の内視鏡下手術でも多くみられる。厚生省が短期滞在手術基本料算定の対象としている手術は付録表1.2（126～128頁）参照のこと。
　手術時間と回復時間に相関はないという報告もあり[1]，手術時間単独で適応を判断することは適切ではないが，手術時間は周術期の合併症の発現率に関与する[2]との考え方から，日本では1.5～2時間程度の予定時間の手術に限定している施設が多い。しかし，このような制限も患者の厳密な選択と術後管理の発達によってさらに変化していくであろう

と考える。開頭，開腹および開胸術は適応としないという意見は今も一般的である。

III. 患者の特性による選択

1. American Society of Anesthesiologists 手術危険度分類（ASA クラス）

たいていは，ASA クラス I～II で重篤な合併症をもたない患者が選択される。アメリカでは ASA クラス III の患者も対象となっている。本邦でも，麻酔管理法の向上によって ASA クラス III の患者でも適応となる場合がある。しかし，ASA クラスのみでは適応を決定できないのは周知のことであり，合併症のコントロールの程度と手術の内容，麻酔法および社会的背景なども考慮しなければならない。

2. 基礎疾患による選択

何らかの基礎疾患があり，かつ適切な医療管理を受けていない場合や症状のコントロールがなされていない場合は適応外と判断される。すなわち，糖尿病・不安定狭心症・喘息および内分泌疾患などのコントロールされていない患者や，循環・呼吸状態に問題のある病的肥満および急性薬物中毒などが挙げられる。

3. 年齢による選択

高齢者で，日帰り手術が適応される場合は少ないのが現状である。高齢者では，麻酔からの回復や術後の心血管系合併症（心筋梗塞，不整脈など）の発生率が高いと考えられてのことであろう。しかし，たいていの報告では日帰り手術患者において，年齢と回復時間，合併症の発現率に相関を見出しておらず[3]，年齢に一定の境界線を引くことは難しい。また，高齢者では，生活環境の変化から術後せん妄や痴呆などの合併症をまねくことがあり，日帰り手術は早期に日常生活に戻れる点で有益である。

年少児においてほぼ統一の見解があるものでは，胎生 37 週以下の未熟児では無呼吸発作の発現頻度の観点から，適応外とされている[4]。これ以後の週数ではいまだ論議のあるところであるが，胎生 60 週以下の患児についてはその危険性が報告されている[4]。

4. 社会的条件による選択

絶対的条件として，帰宅時より付き添うことのできる適切な成人が存在し，また，ホームドクターもしくは手術を受けた医療機関まで 1～2 時間以内で到着できることが挙げられる。さらに当然のことではあるが，患者や家族が日帰り手術の有用性を理解し，同意が得られていることも重要である。

IV. 術前評価

術前評価は麻酔・手術のリスクを判別し，特別な麻酔計画（合併症，挿管困難および悪

表 当施設における検査項目

血液検査
　WBC, RBC, Hb, Ht, Plt

生化学検査
　GOT, GPT, ALP, LDH, TB, CHE, TP, ALB, BUN, Cr, UN

血液凝固機能検査
　PT, APTT

心電図
胸部X線
呼吸機能検査（スパイログラム）（10歳以上）

性高熱などに対して）を立てる必要があるかどうかを判断するために行う。既往歴，理学的所見，検査所見，麻酔歴などにわたって行われる。問診は，術前評価に際して最も重要かつ安価な方法で患者に対する侵襲も少ない。最近では患者に対する負担をさらに軽減するために電話による問診も行われているようである[5]が，日本では直接来院して麻酔科医，もしくは外科医から聴取される場合がほとんどであろう。

　検査は各施設において日帰り手術患者に適用する項目が設定されているのが現状であるが，欧米に比べ項目数が多い傾向にある。筆者の施設では表に挙げる項目を施行しているが，Roizen[6]はスクリーニング検査として小手術を受ける活発で健康な（問診で問題のない）男性患者では検査は不要とまで提案している。本邦でも，平成12年4月から施行された短期滞在手術基本料制度を適用する場合，検査項目の増加は病院経営を圧迫するため，医療費や保険制度の面からもスクリーニング検査のガイドラインの設定が急務であると考えている。

　また，麻酔科医だけでなく看護スタッフからの説明を行うのもより良い結果をもたらす。来院時の準備，家族構成・キーパーソンの聴取，あるいは財政的な問題を把握することも円滑な医療に役立つだろう。筆者の施設では，手術日以前に，家族を含め患者に麻酔指導医および手術室看護スタッフからの問診と説明を行い，患者の術前評価および不安軽減に努めている。

　以上の点を考慮して計画することで，直前の手術の延期や中止，不適切な麻酔管理，またそれによる緊急入院がかなり防げる。

V．術前の説明

　術前に患者の不安を軽減させることで術後の疼痛を軽減できるという報告もあり，術前の患者の不安はできるかぎり取り除くのが望ましい。麻酔・手術を予定された患者は，無事手術が終わり，回復するまで不安にさいなまれる。その原因は，手術中意識があるのかどうか，麻酔から覚めないのではないか，術中・術後の痛みはどうなのかなど多様である。

麻酔科医から直接受ける説明は，鎮静薬の投与よりも患者の不安を軽減する効果が高いことが示されている[7]。ガイドブック，パンフレット，ビデオテープなどを用いた説明や教育も有用である。また，病院への到着時間や禁飲食時間，術後の一般的な経過，術後・帰宅時に信頼できる付添者が必要なことを口頭と書面で説明するとよい。

VI. 前投薬

日帰り手術患者においても前投薬の意義は入院患者と同じで，抗不安，鎮静，鎮痛，健忘，副交感神経反射の抑制および術後嘔吐や吸引性肺炎の予防などが挙げられる。術後の回復が遅れるからという理由で，中枢性の呼吸抑制作用をもつ前投薬は行わない麻酔科医も多く，前投薬の投与は今も議論のあるところである。日帰り手術の研究では，前投薬が術後の回復に影響しないという報告が多い[8]。適切に前投薬を行えば，麻酔薬・鎮痛薬の必要量，術後嘔吐の頻度が減少し，帰宅させるのに有用に働く。

1. 抗不安・鎮静

世界的に広く用いられている鎮静薬は，バルビツレートとベンゾジアゼピンである。

1）ベンゾジアゼピン

ベンゾジアゼピンは前投薬としてよく用いられ確立された薬物である。中でもジアゼパムがよく用いられていたが，半減期のより短いミダゾラムが日帰り手術には好んで用いられるようになってきた。

経口で0.5mg/kgのミダゾラムは麻酔回復時間にまったく影響しないか，ほとんど影響しない。小児では鼻腔内投与や口腔内投与，シロップに混ぜての経口投与が行われている。

2）α_2受容体作動薬

α_2受容体作動薬の前投薬により麻酔薬の必要量は減少し，麻酔中の心拍数および血圧は低下する。高齢者では術後の鎮静が残存し使用しづらい一面もある。

3）麻薬性鎮痛薬

麻薬性鎮痛薬は患者が疼痛を訴えないかぎりルーチンに投与すべきではないとされてきた。術後の悪心・嘔吐が帰宅時間を延期させる可能性もある。導入に先立って静脈内に投与される場合には，術前の不安を取り除き麻酔薬の必要量を減少させ，術後の鎮痛を図るという点で有用かもしれない。しかし，術前の抗不安に対しては抗不安薬がより有効であり，術後の搔痒感，悪心の発生率は高くなる。拮抗性鎮痛薬は鎮静にはよいが，術後の不安・昏迷・せん妄の発生率は高くなる。

4）非ステロイド消炎薬（non-steroidal anti-inflammatory drugs；NSAIDs）

周術期のNSAIDsに関しては過去に広く研究されてきた。麻薬性鎮痛薬よりも明らかに効果は低い。しかしながらNSAIDsと組み合わせることによって麻酔からの回復を速めることができる。小手術ではNSAIDsのみで術後鎮痛を図れることはいうまでもない。

2. 悪心・嘔吐の予防

悪心・嘔吐は全身麻酔の術後で最も多い問題であり，帰宅の延期や予期せぬ入院を余儀なくされる原因のひとつである。術後嘔吐の原因は，麻酔薬，手術術式や麻薬性鎮痛薬の使用である。最近では，患者の習慣，全身状態，性別，妊娠，月経周期，術後低血圧，年齢なども関与するといわれている。術後の悪心・嘔吐を予防することは日帰り手術を行ううえで重要な問題となる。

1）ブチロフェノン系向精神薬・フェノチアジン系向精神薬

ドロペリドール：ドパミン受容体に作用することで制吐作用を発揮する。術後の悪心・嘔吐を抑制するためよく用いられる。20μg/kg以上になると鎮静作用のため，術後の回復に影響する。10μg/kg以下では影響することなく効果的である。1mg以上ではジスキネジー，情動不安，不快感の原因となるので注意する。

フェノチアジンもまた同様である。

2）消化器機能異常治療薬（gastrokinetic drugs）

メトクロプラミドは術後の悪心・嘔吐の予防に効果的である。半減期は短いので手術の終わりに用いることで術後早期の悪心・嘔吐の予防に役立つ。

3）抗コリン薬

唾液分泌の抑制，迷走神経作用の抑制のため古くから用いられている。日帰り手術においては，口渇感，傾眠，散瞳，めまいなどの副作用でその有用性に限界がある。

4）抗ヒスタミン薬

嘔吐中枢，前庭神経系に作用し，悪心・嘔吐を減らす。中耳手術の患者に特に有用である。

5）セロトニン拮抗薬

5-hydroxytryptamine（5-HT）が術後の悪心・嘔吐の予防に注目されている。オンダンセトロン，グラニセトロンなどは選択的5-HT_3受容体拮抗薬で，鎮静効果，錐体外路刺激作用をもたない。オンダンセトロンは中枢および末梢の5-HT_3受容体を拮抗するので，日帰り手術においては有用である。半減期が短いので手術時間が比較的長い場合は手術の終わりに投与すると良い。

3. 吸引性肺炎の予防

胃内容の吸引，誤嚥によって生じる肺合併症の危険性を予防するために前投薬を用いるかどうかは異論のあるところである。過去の報告では日帰り手術の患者では，pH2.5以下の胃内容が25ml以上残存している患者の割合が多いという理由で吸引性肺炎のリスクが高いとされた。しかしながら最近の報告では，入院患者と日帰り手術患者で吸引，誤嚥のリスクに差はないとしている。いくつかの報告では日帰り手術患者の40～60％が吸引，誤嚥リスクの診断基準に当てはまっているとしているが，予定手術では誤嚥の可能性は非常に低く，ルーチンの予防的投与は必要ないと思われる。

しかしながら，妊娠，強皮症，食道裂孔ヘルニア，胃管，病的肥満などの危険因子をも

つ場合には，H$_2$受容体拮抗薬の投与は適切であろう。

1）H$_2$受容体拮抗薬

胃酸分泌を減少させることで，pHを上げ，胃内容量を減少させるという点で有用である。ラニチジンは作用持続時間が長く，副作用が少ないためシメチジンよりも利点がある。静注ではより作用発現時間も早い。シメチジンはより安価ではあるが，鎮静や昏迷を生じる可能性があり，またシトクロームp-450により代謝される薬物との相互作用が予想されるため，使用する麻酔薬や筋弛緩薬の作用時間の延長の可能性があることは念頭においておくべきである。

2）抗酸薬

クエン酸ナトリウムは非特異的抗酸薬で，急速に胃内容のpHを上げる。産科領域や緊急手術でよく用いられているが，内服薬であるため摂取によって胃内容を増加させるので消化器機能異常治療薬の併用が必要になる。欠点としては，その味から悪心を起こすことがあること，効果の持続時間にばらつきがあること，H$_2$受容体拮抗薬に比べて効果が低いことがある。

3）消化器機能異常治療薬（gastrokinetic drugs）

メトクロプラミドは胃内容のpHを変化させずに胃内停滞時間を短縮し，胃内容を減少させる。H$_2$受容体拮抗薬との併用で誤嚥のリスクを減少させることができるが，H$_2$受容体拮抗薬単独投与との比較で利点を見出せない報告も多い。下部食道括約筋の緊張が増加する利点はある。

4. 禁飲食のガイドライン

現在予定手術では術前4～5時間の禁飲食が一般的であるが，禁飲食時間と胃内容量は相関しないという報告が多く，4～5時間の禁飲食でさえ疑問視する研究者がいる。胃内容量の研究では，清澄液の場合胃内半減期は10～20分であり，また，禁飲食の患者よりも少しの清澄液を摂取した患者の方が胃内容が少ないとする報告もあり，術前の禁飲食に関してはいまだ異論がある。

長時間の禁飲食を指示された患者，例えば術前夜からの禁飲食の場合は，44～50％が中等度から高度の空腹感，口渇を訴える。これは術前の不安や不快感の原因のひとつとなるため，根拠のない禁飲食は患者に不快感を与えるのみで明らかな利点はない。

参考文献

1) Meridy HW : Criteria for selection of ambulatory surgical patients and guidelines for anesthetic management. Anesth Analg 61 : 921, 1982
2) Federated Ambulatory Surgery Association ; Special Study 1. 1986
3) Meridy HW : Criteria for selection of ambulatory surgical patiens and guidelines for anesthetic management. Anesth Analg 61 : 921, 1982
4) Kurth CD, LeBard SE : Association of postoperative apnea, airway obstruction, and hypoxemia in

former premature infants. Anesthesiology 75 : 22, 1991
5) Patel RI, Hannallah RS : Preoperative screening for pediatric ambulatory surgery : Evalutation of a telephone questionnaire methods. Anesth Analg 75 : 258. 1992
6) Roizen MF : Preoperative laboratory testing : "What we need ?" 48th annual ASA Refresher course Lectures 1997.142 : 1, 1997
7) Egbert LD, Battit GE, Turndorf H : The value of the preoperative visit by an anesthetist. JAMA 185 : 553, 1963
8) Shafer A, White PF, Urquhart ML : Outpatient premedication : Use midazolam and opioid analgesics. Anesthesiology 71 : 495, 1989

第2章 日帰り麻酔に関する設備と施設

I. はじめに

　日帰り麻酔・手術における設備を考慮するうえで，一般入院患者の麻酔・手術との違いについてまず考えておく必要がある．第1は安全性の確保である．日帰り麻酔・手術は入院を必要としないほど簡単な手術であり副作用，合併症が少ないと一般には考えられがちである．医療提供者にはこの期待に十分応えるだけの医療を提供することが求められ，術前の必要十分な患者情報の取得，麻酔中および麻酔直後の十分なモニタリング，術後帰宅後の情報取得と緊急時の適切な対応ができる体制と設備が必要となる．第2は患者-医療関係者の良好な関係の確立である．日帰り麻酔・手術では，患者と医療関係者の接触時間が短くなる．このため良好な患者-医者（看護婦）関係を確立することが入院手術患者よりも困難である．患者-麻酔科医に関しては，手術前の術前診察や麻酔の説明をした麻酔科医とその症例の麻酔担当者が異なる場合が多く，その場合は麻酔担当医は手術当日に初めて患者に接触することになる．患者にとっては，自分がベルトコンベアに乗せられて次々と異なった医療関係者の部門へ運ばれているといった非人間的扱いを受けていると感じる可能性がある．良好な患者-医療関係者関係の確立のためには，手術前の外来段階で十分なインフォームドコンセントが確立できるように，静かな余裕のある部屋で時間をかけた術前診察と話し合いができる設備を確保することと，得られた情報の医療関係者間での綿密な交換システムが必要である．第3は機能性・効率性である．日帰り麻酔・手術の経済的な利点は回転率の速さであり，ひとつの手術室での手術件数を増加することである．短時間の手術を数多く実施できる設備面での配慮が必要であり，待機室や回復室，ときには麻酔導入室を有効に使用することによって手術室の回転率を増加させることができる．高価な手術室の有効な利用という面のみを強調すると医療スタッフの過重労働を強いることとなる．医療スタッフの労働面からも過密労働とならないためのより機能的・効率的労働を可能とする設備・システムの構築が必要である．第4は快適性である．入院患者の手

術に比して，患者サイドでは疾患に対する重症感が低い．合併症や副作用がないのは当然であり，さらに医療を受けるうえでの快適性が求められる．これに対しては，術前診察室の待合，受付，待機室，家族待機室，更衣室，ステップダウン回復室などに明るさ，広さ，解放感などの高い居住性が求められる．

　日帰り麻酔・手術を一般手術室との関連で併設型とするか独立型とするかは議論のあるところである．定型手術を専任スタッフで数多く実施することは機能的であり，独立型とすることが欧米では勧められている．日本において独立型，併設型のいずれが優れているかは日帰り麻酔・手術がどの程度普及するか，麻酔科医の供給にかかっている．

　日帰り麻酔・手術に必要な手術室そのものの設備に関しては，一般の入院患者用手術室と基本的には同一である．日帰り麻酔・手術において特殊な設備として考慮する必要があるのは，受付，術前診察室，更衣室，手術待機室，回復室，ステップダウン回復室，家族待機室，術後情報管理室，入院施設などが挙げられる．

　患者の流れを図に示す．次に患者の流れに沿って必要諸室の機能と設備について述べる．

　外科系診療科で治療上手術が必要と判断された後，日帰り麻酔・手術とするか入院手術・麻酔とするかを外科医と患者（家族）の間で選択する．日帰り麻酔・手術を選択した時点で，麻酔科へ日帰り麻酔の申し込みが行われる．

II. 麻酔科術前診察室

　患者は家族とともに麻酔科医の術前診察を受ける．術前診察室では術前の診察とともに日帰り麻酔の説明を患者および家族へ行う．この場合，専任看護婦が同席して，看護婦の立場から麻酔および手術の流れ，術前の注意事項，術後の注意事項や緊急連絡システムなどについても納得できるよう説明を加える．また，手術に必要な検査とともに麻酔に必要な基本的な検査もこの時点ですでに行われているのが一般的であるが，今後，麻酔に必要な検査に関しては，個々の患者に応じて麻酔科医が診察後に指示する場合が増加すると考えられる．施設によっては血液検査，心電図，X線写真撮影を術前診察部として設置している場合もある．少なくとも術前診察室は検査部と隣接しており，患者（家族）の動線が短くなるよう考慮すべきである．術前診察室を手術部と隣接させることによって，麻酔科医および看護婦の動線を短くすることができる．しかし，最近では術前診察の重要性を認識して，外来部門の中に独立した術前診察室を設置することが欧米では多い．

　日帰り麻酔・手術では患者と医師・看護婦との接触時間が入院患者に比して短いことを配慮する．術前診察の次に患者が来院するのは手術当日であり，術前診察室においてできるかぎりの医療スタッフ−患者関係を形成する必要がある．お互いに十分な説明と納得をすることができる環境を整備する必要がある．このためには，個々の患者（家族）への説明は静かにゆっくりとできること，プライバシーが保護されることが条件である．待合室と個々の診察室との間で話し声が聞こえないように配慮が必要である．また，待合室では患者および家族の不安を軽減するように配慮する．麻酔・手術の流れを説明するビデオや

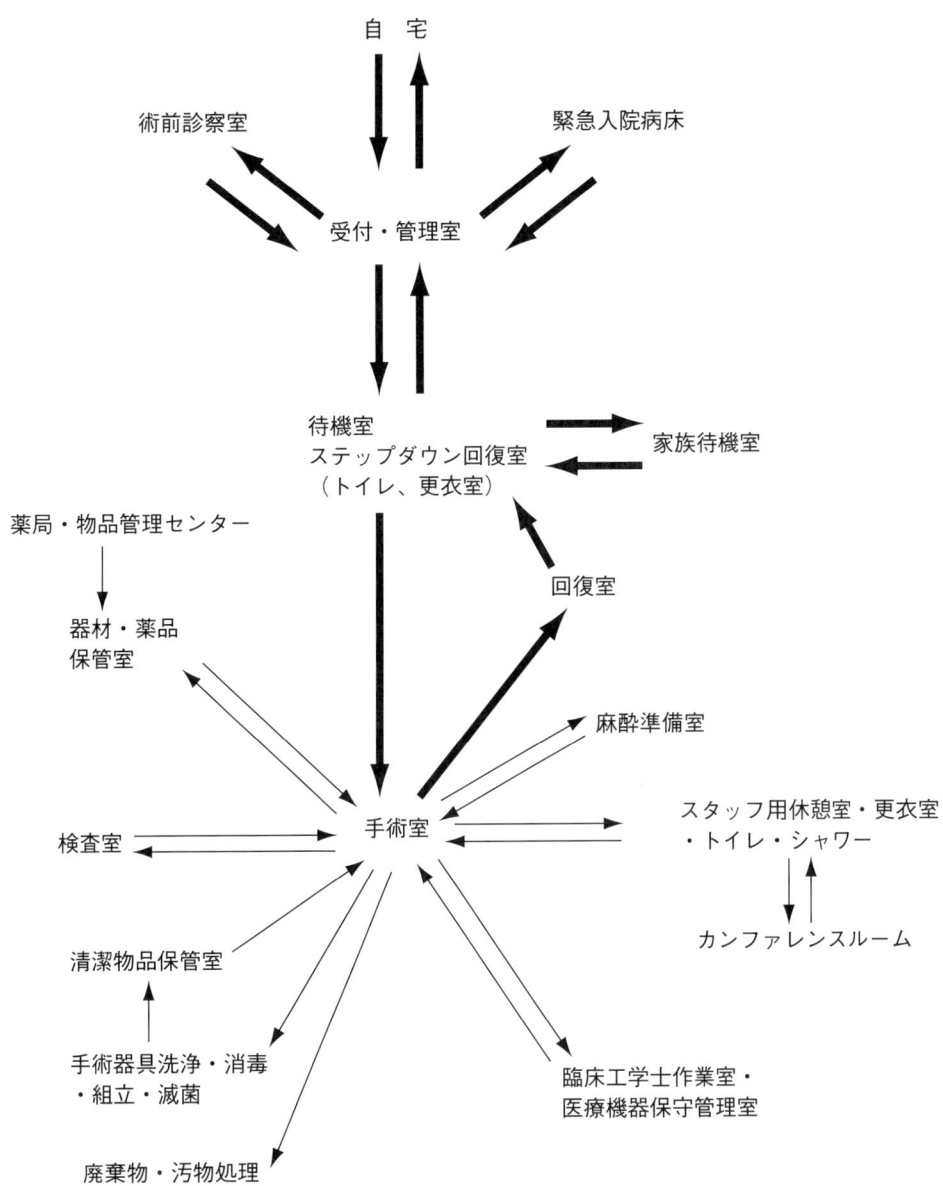

図　日帰り麻酔・手術動線

パンフレットを設置して，それらを見ながら診察時間を待つことができるようにすることも一案である．

　手術日の決定には，患者，術者，麻酔科医，手術室の都合を調整する必要がある（日帰り麻酔・手術関連情報管理システムの構築）．

III．受付，管理室

　日帰り麻酔は比較的短時間の手術を対象とするため，一日に多くの症例を扱うこととな

る。また，入院患者と異なり，患者が手術当日になって病院に現れなかったり，遅刻してくる場合もありうる。患者の確認には入院患者以上に厳密さが要求される。また，患者の来院遅刻や状態の変化による手術中止などによるスケジュールの変更も入院患者以上に頻回に起こりえる。このスケジュール変更を平滑に実施するためには，情報管理システムの確立が必須である。医療関係者間の情報伝達のシステムや患者データのコンピュータによる管理，転送システムが必要であり，これらに要する設備も管理室に必要である。また，手術の進行状況を管理室で把握するシステムも重要である。

IV．待機室

　患者（家族）は手術当日，日帰り麻酔・手術の受付をすませた後，待機室において麻酔開始まで待機する。この待機室において，①患者の確認を行い，ネームタグ，手術部位確認マーク装着などにより患者の取り違え事故，手術部位誤りなどが起こらぬようにする。②禁飲食，気道感染はないか，術前診察以降の変化など，手術前の最終診察を行う。③麻酔担当医はこのときに初めて自分が担当する患者と接触する場合もある。この診察後，患者は手術室用ガウンに着替えて，順番がくるまで待機することとなる。

1．待機室に求められる設備面での項目

　①待機室を総室とするか個室とするかは，施設によって異なる。子供や精神発育の遅れている成人患者などでは個室が必要となる場合がある。手術室数と手術件数によって待機患者数は異なるため，必要個室数および面積も施設によって異なる。待機室はステップダウン回復室として利用することも可能である。一般には手術室数の2～3倍の数が必要となる。

　②個々の待機室は患者本人と付添1～2名および医療スタッフが同時に入れ，最終診察が実施できる面積が必要である。

　③一般着から手術室用ガウンに着替えるため，プライバシーを確保できる設備が必要であり，着替えた服，個人所有物などの保管場所，鍵のかかるロッカーが必要となる。

　④待機室，更衣室は患者が手術用ガウンに着替えて待機するため，準清潔区域となる。施設によっては清潔区域内に第2待機室を設置する場合もある。靴箱，履き替え場所についても考慮しておく必要がある。

　⑤患者は徒歩もしくはストレッチャーで手術室へ入室する。徒歩の場合には待機室から手術室への動線を短くすることが必要となる。また，患者の眼に入る手術室内の景観についても配慮が必要である。ストレッチャーで搬送する場合もあるため，待機室および出入り口はストレッチャーが自由に通れる面積および幅が必要となる。入院患者用手術室と併設して日帰り麻酔・手術室を設置する場合には，出入り口を含めて，両患者がクロスしないように配慮が必要である。

　⑥待機室では患者の緊張をほぐす雰囲気が必要であり，室内装飾は暖色系で統一することが薦められている。雑誌，テレビなどの設置，あるいはバックグラウンドミュージック

なども効果的である。また，子供のためにアニメビデオ，おもちゃ，プレイルームなどまで揃えていれば理想的である。

⑦前投薬の投与，静脈路の確保，抗生物質の投与などを術前に待機室で行う場合もあり，これらの処置を安全に行える設備が揃っていることが望ましい。具体的には，ベッド，点滴台，処置カート，血圧計，心電図モニター，経皮的動脈血酸素飽和度モニターなどが挙げられる。

V．麻酔導入室

日本においては麻酔導入室は一般的ではない。麻酔を導入する時点で安全確保のためには手術中と同様のモニタリングが必要であり，導入室から手術室への搬送過程でモニタリングが中断されることや緊急時の対処を即時に行えないなどの危険性を伴うからである。他方，欧米では手術室の有効な利用を目的として麻酔導入室を設置している施設が多い。個々の手術室に副室として隣接した麻酔導入室を設置している場合と，手術室とは別個に麻酔導入室を設置し麻酔導入後搬送する場合がある。麻酔導入室には無影灯や手術器具などがないため，手術室内での麻酔導入よりも患者の手術に対する不安を増強させることが少ない。また，麻酔の支障にならない範囲で患者の不安を取り除くような室内内装を施すことも可能である。患者が子供の場合には，麻酔導入時に親などの保護者が付き添うことが求められることがある。この場合，麻酔導入室が設置されていれば，付添者の入退室が円滑となり，手術室への付添者の入室は不要となる。個々の手術室の副室としての麻酔導入室で分離式手術台の上で麻酔を導入した後，手術室の準備ができた時点でそのまま手術室の固定台にはめ込む方式を取るのが理想的である。

VI．手術室

基本的には入院患者用手術室と同様な設備が求められる。（XI．手術室の施設設備参照）

VII．術後回復室

麻酔・手術直後の全身観察・管理のために回復室は必須である。麻酔からの十分な覚醒，循環・呼吸状態の安定，術後出血がないことの確認，鎮痛が得られていることを確認した後，ステップダウン回復室へ移動する。回復室に必要な設備および備品は入院患者用回復室と同様である。回復室ベッド（ヘッドダウン，ヘッドアップ，ベッドの高さの調整ができること），モニター（血圧計，心電図モニター，パルスオキシメータ，筋弛緩モニター），酸素および酸素療法器具，吸引（口腔内用および気管内用），人工呼吸が可能な器具（麻酔器もしくはJackson-Lees回路，アンビューバッグなど），緊急薬品とそれらの投与に必要な物品などを常備しておく必要がある。

小児患者のために小児専用回復室を別個に設置し，ある程度麻酔から覚醒した時点では家族が付き添っているようにする．成人患者に騒音などの迷惑がかからないように配慮するなども必要である．

VIII．ステップダウン回復室

ステップダウン回復室は，麻酔覚醒後帰宅が可能かを確認するための回復室で，通常2～3時間滞在する．飲水，排尿，歩行が可能かを確認するための設備も必要である．ここでは家族が付き添うため，十分な広さと快適性が求められる．

ステップダウン回復室は前に述べたように手術待機室と併用とすることも可能である．

IX．更衣，帰宅と術後情報システム

帰宅が可能であることを確認した後，更衣後帰宅することとなる．帰宅後の注意，次回来院の予約，内服薬，緊急時の連絡先，帰宅後病院から術後の経過を何時頃電話で尋ねることなどを説明するとともにそれらの内容を記載したパンフレットを手渡す．

患者が帰宅した後，一定時間が経過した後患者の経過を電話で問い合わせる．

帰宅後，家族からの問い合わせに応えるためにも，個々の患者に関する情報は一括して保管し，必要に応じて情報を得ることができるシステムを構築しておく必要がある．

X．入院施設

術後の合併症により入院する可能性があるため，緊急入院ができるベッドの確保が必要である．

XI．手術室の施設設備

以下に入院患者用手術室と同様であるが，基本的な手術室の施設設備についての必要項目を挙げる．

1．動線計画と清濁ゾーニング

動線計画では，手術室へ出入りするヒト（患者，家族，術者，麻酔科医，看護婦，臨床工学士，薬剤部技師，放射線技師，看護助手，事務員，業者，見学者）および物品（手術器械，ディスポーザブル製品，薬品，血液，患者記録，摘出標本，廃棄物，尿，吸引物，書類など）の個々がどのように移動するかを考慮する必要がある．清潔物品と使用済み物品および廃棄物の動線を区別して清潔ゾーンの汚染を防ぎ，動線混雑を緩和する必要がある．このための方式としては使用物品・廃棄物回収廊下方式，清潔物品供給専用廊下方式，

清潔ホール方式などがあるが，最近では使用済み器械や医療廃棄物の処理が重要視され，それらの搬出を独立するために回収廊下方式を採用する施設が多くなっている。しかし，内視鏡手術などの丁寧な取り扱いを要する手術器械も増加しており，単純な回収廊下方式では対処できない場合も多く，個々の手術器械についての動線も考慮する必要がある。スタッフの動線はできるかぎり短縮し，働きやすい設計をする必要がある。患者の搬送手段についても業務の軽減や省力化，またそれ以上に患者の安全性を考慮する必要がある。

2. 物品管理と収納スペース

手術に用いる器械や物品は種類が増加し，大型化してきている。これらを収容でき，かつ必要時にはすぐに使用できるシステムを構築する必要がある。このためには物品管理に関して定数管理，自動発注，自動請求できるシステムと物品収納スペースおよび場所を十分考慮する必要がある。日帰り麻酔・手術は定型化した手術が多いため，入院患者手術に比して必要物品，手術器械のセット化は容易である。

3. 情報システム

オーダリングシステム，生体情報システム，画像情報システム，物品管理システム，患者情報システムを有機的に結合する必要がある。また，手術室内および関連部署との連絡方法も情報システムとして考慮する（院内PHSの使用など）。従来の患者記録から電子カルテへの変更や検査用検体，血液，標本の搬送手段についてもできるかぎり省力化する方向で考える。

4. 手術室の安全

医療ガス，麻酔・消毒余剰ガス，医用電気，空調システムの安全性には十分な配慮が必要であり，災害時の対策は設計段階で考慮しておかなければならない。

5. スタッフ居室

日帰り麻酔・手術では機能性・効率性が求められ，スタッフの労働密度が高くなる。休憩時間などに緊張を緩和するための居住性の高いスタッフ居室が必要である。

XII. おわりに

日帰り麻酔は今後，日本においても増加することが期待されるが，リスクの低い患者の簡単な手術の麻酔であるとの安易な考えを廃し，最初に述べたようにその安全性，良好な人間関係構築，機能性・効率性，そして快適性を確保できるように設備面からも考慮する必要がある。

表 ASAによる日帰り麻酔センター諸室

1. 手術室
    手術室：すべての手術室は多目的手術室。各室は手洗，清潔ホール，器具保管室に隣接
    膀胱鏡手術室：膀胱鏡手術専用。手洗，清潔ホールおよび暗室に隣接
    人工授精研究室：人工授精用研究室。人工授精に関する各種物品保管，手術室に隣接
    手洗場：ひとつの手洗場で2手術室をカバーする。手術室に隣接
    管理室：手術部の中央に配置
    事務室：事務業務を行う。管理室に隣接
    物品保管室：各種物品の保管
    麻酔作業室：麻酔器具の洗浄消毒。麻酔カート，薬品の保管，事務業務を行う。冷蔵庫，医療ガスボンベ，手術室および回復室に到達しやすいことが必要
    臨床工学士作業室：医療器具の保守管理
    清掃物品保管室：清掃関係の器具の保管
    医師指示室
    カンファレンスルーム
    外科医ラウンジ，休息室
    器具保管室
    ストレッチャー置き場
    器具置き場
    不潔カート置き場

2. 手術室付帯設備
    手術器具洗浄，消毒，滅菌室
    廃棄物，使用リネン置き場
    清潔物品保管室
    清潔物品供給
    清潔ホール
    男女更衣室，私物保管，トイレ
    病理標本検査室
    暗室，レントゲン現像室
    物品受け取り室
    物品処理室

3. 患者
    患者トイレ
    スタッフトイレ
    術前待機室（総室，個室）
    処置室
    回復室
    回復室ナースステーション
    回復室スタッフトイレ
    回復室用汚物処理室
    回復室用清潔物品保管室
    術前診察室
    術前診察管理室
    薬品保管室

第3章 麻酔法

I. はじめに

　日帰り麻酔にふさわしい麻酔薬・麻酔法の条件とはなんであろうか？
　全身麻酔の場合は，①導入・覚醒が速やかで鎮静作用が残存しないこと，②悪心・嘔吐（post operative nausea and vomiting；PONV）の発生率が低いこと，③術後痛が少ないこと，④筋弛緩作用が速やかに消失すること，が重要であろう。一方脊椎麻酔を含む局所麻酔においては，筋力，知覚，尿閉などの症状が，速やかに回復することが望まれる。

II. 吸入麻酔薬

　血液／ガス分配係数の低い吸入麻酔薬は，導入・覚醒も速く日帰り麻酔に適した麻酔薬である。麻酔深度の調節性は，終末呼気ガス濃度のモニターを用いれば一層容易となる。
　各吸入麻酔薬の血液／ガス分配係数と最小肺胞内濃度（minimum alveolar concentration；MAC）の一覧を示す（表1)[1]。

表1　吸入麻酔薬の性質

吸入麻酔薬	血液／ガス分配係数	MAC*(%) 酸素投与時	MAC*(%) 60〜70％亜酸化窒素
亜酸化窒素	0.47	104	
ハロタン	2.54	0.77	0.29
エンフルラン	1.91	1.68	0.60
イソフルラン	1.46	1.15	0.50
セボフルラン	0.63	1.71	0.66

＊MAC=minimum alveolar concentration（最小肺胞内濃度）
（Stevens WC, Kingston HGG：Inhalation Anesthesia, Clinical Anesthesia. 3rd ed. Edited by Barash PG, et al. Philadelphia・New York, Lippincott‐Raven, 1997, p361より改変引用）

本邦の日帰り麻酔においては，亜酸化窒素，セボフルランの使用が多いと思われるのでここではこの2つの薬物について述べる。

1. 亜酸化窒素

亜酸化窒素の血液／ガス分配係数は0.47と低く，導入覚醒が速い。単独では鎮痛効果は少ないが，①二次ガス効果により，他の吸入麻酔薬や酸素の取り込みを促進し，②他の吸入麻酔薬の最小肺胞濃度を下げる効果がある。亜酸化窒素は軽度交感神経刺激作用をもつが，心機能低下症例では心抑制作用がみられることがある。呼吸への影響は少ない。

亜酸化窒素は，中耳・腸管などの体内腔に移行しやすいため，術後悪心・嘔吐（PONV）の原因となるといわれる[2]が，議論のあるところである。Tramerら[3]の報告では，亜酸化窒素不使用で，嘔吐の頻度は減るが，悪心は減少せず，プロポフォール麻酔は悪心・嘔吐の双方を減少させるという。

2. セボフルラン

セボフルランの血液／ガス分配係数は0.63と低いため，麻酔導入・覚醒が速やかで，麻酔の調節性もよい。高濃度でも気道刺激性がないので，小児の緩徐導入や，年長児・成人を対象とした急速吸入導入法に適する。

セボフルランのMACは，年齢によるばらつきが大きい。平均年齢47.5歳の患者を対象とする報告ではセボフルラン単独のMACは1.71％[4]，64％亜酸化窒素併用時には，0.66％である。一方，小児では，Lermanら[5]の報告によると，1～6カ月で2.2％，6カ月～5歳で2.5％（60％亜酸化窒素併用時には，2.0％）である。

代謝産物である血中無機フッ素，二酸化炭素吸収薬との反応で発生するコンパウンドAの腎障害作用が懸念されてきたが，長時間麻酔や低流量麻酔，腎機能低下患者においても腎障害の報告はない。Mazzeら[6]によると4MAC以下の濃度で長時間セボフルラン麻酔を受けた患者と他の麻酔法（イソフルラン・エンフルラン・プロポフォール）を受けた患者の術後血清クレアチニン・BUN値に差はなかった。

セボフルランは，悪性高熱のトリガーとなるので，悪性高熱が疑われる患者では使用すべきではない[7]。

3. セボフルランによる導入・維持・覚醒[8]

セボフルランは気道刺激性の少ない吸入麻酔薬で，導入時の息こらえや咳，喉頭痙攣の発生はイソフルランより少ない[9]。

セボフルランを用いた緩徐導入は，小児や精神発達遅滞患者で用いられる。亜酸化窒素と酸素を高流量で（Fi_{O_2}は，0.3％以上に保つ）投与し，セボフルラン濃度を2～3呼吸ごとに0.5％ずつ上昇させ，5～7％まで上昇させる。必要なら筋弛緩薬を用いて気管挿管の後，セボフルラン濃度を2％前後に低下させ，維持麻酔に移行する。

静脈麻酔で急速導入後，必要なら筋弛緩薬を用いて気管挿管し，亜酸化窒素・酸素・セ

ボフルランでの維持麻酔に移行する方法は，より一般的に行われている。

　セボフルランを用いた急速吸入導入法とは，亜酸化窒素と酸素を高流量で，かつ5～8％の高濃度セボフルランを吸入させる方法で，静脈麻酔薬で導入する場合に比べ，維持麻酔への移行がスムーズであるとされる。一回換気量吸入法（tidal breathing）と肺活量急速吸入法（vital capacity rapid inhalation induction）がある。

　一回換気量吸入法は5～8％のセボフルランを通常の呼吸（一回換気量）で吸入させる方法であり，患者の協力が不要なので，乳幼児の導入に用いられる。

　肺活量急速吸入法は残気量まで息を吐かせた後，5～8％セボフルランを最大吸気位まで吸入させ，息をこらえさせる方法である。一回換気量吸入法に比べて導入時間は短く，導入時の興奮・咳は少ない[10)11)]。導入に要する時間は約1分で，プロポフォールに匹敵するとされる[12)]。8％セボフルランで導入後，ラリンジアルマスク挿入に必要な麻酔深度には約2.2分で達する[13)]。

　どちらの方法でも急速な導入のためには，高濃度セボフルランであらかじめ回路を満たしておく。急速導入後，セボフルランの終末呼気濃度をモニタリングしながら，麻酔深度を調節する。呼吸回路の性質に応じ，新鮮ガス流量を下げる。

　麻酔の導入・維持を揮発性麻酔薬のみで行う麻酔法は，volatile induction and maintenance of anesthesia（VIMA）と呼ばれる。

　セボフルラン投与後，平均動脈圧は濃度依存性に低下する。心拍数はあまり変化しない。幼児や若年成人ではときに低血圧を伴った頻脈を認める。心収縮抑制は軽度で，後負荷減少作用があるので，心拍出量は保たれる。呼吸は用量依存性に抑制される。セボフルラン投与を中止すれば速やかに覚醒する。投与中止後，見当識回復まで約15分である[14)15)]。麻酔後の副作用として悪心が多い[15)]。

　セボフルランで麻酔を維持した例で，覚醒直後から通常約1時間にわたって続く興奮状態が見られることがある。鎮静薬投与を必要とすることも多い。就学前の小児に多く発症する[16)]。当初は痛みが原因であると思われていたが，十分な鎮痛下でも発症が報告されている[17)]。ミダゾラムの前投薬では，発症率は低下するが，完全には防ぐことはできない[18)]。desflurane麻酔の覚醒時にも同様の興奮が見られることから，急激な覚醒が原因ではないかと推測されている[19)20)]。

III. 静脈麻酔薬

1. チオペンタール，チアミラール

　3～5mg/kg投与後30秒以内に意識を消失し，10～15分で意識を回復する。導入はスムーズで，軽度血圧低下と頻脈を呈する。導入量で呼吸抑制，無呼吸が起こりうる。

　日帰り麻酔の導入薬としては，高次精神運動機能が速やかに回復する薬物が望ましい。チオペンタール6mg/kgで導入後，6時間は運転能力が低下，8時間は高次精神運動機能が低下していたという[21)]。

日帰り麻酔の導入薬としてのチオペンタールと，プロポフォールを比較すると，後者で術直後の覚醒，高次精神機能テスト結果の回復時間が短いという報告が多い[22)〜24)]。しかし，回復後期には，両者の差はなかったという[24)25)]。

2. プロポフォール[26)]

プロポフォールの製剤含有物は，1％プロポフォール，10％大豆油，2.5％グリセリン，0.2％卵黄レシチンであり，防腐剤は添加されていないので，無菌的な取り扱いが必要である。プロポフォールは，肝でグルクロン酸・硫酸抱合され腎より排泄される。肝外代謝が存在する。

プロポフォールの分布半減期は，2〜8分と短く，単回投与では再分布の結果，速やかに覚醒する。プロポフォールのクリアランスは20〜30ml/kg/minと，大変大きい（チオペンタールでは3.4ml/kg/min）。

高齢者ではプロポフォールのクリアランス率が低く，中枢コンパートメント容量は小さい（すなわち血中濃度が下がりにくい）。一方，小児ではプロポフォールのクリアランス率は大きく，中枢コンパートメント容量が大きい。したがって，プロポフォールの投与量は前者では減量，後者では増量が必要である。

プロポフォールのcontext-sensitive half time（ある一定の血中濃度を保つよう薬物を持続投与後，投与を中止してから血中濃度が半分になるまでの時間）は，3時間の持続静注で25分以下であり，持続静注後の作用消失は早い。全静脈麻酔でも速やかな覚醒が期待できる。肥満，中等度の肝機能不全，腎機能不全でも，臨床的なプロポフォールの作用回復時間は大きな影響を受けない。

麻酔導入には，1〜2.5mg/kg（高齢者，前投薬があれば減量。小児では2.5〜3.5mg/kg）を静注する。

プロポフォールの注入時痛は，キニンの遊離により起こり，手背の静脈を避け太い血管を選ぶこと，プロポフォール静注前にリドカイン最大40mgを注入，あるいは混注することで軽減できるが，全例に有効ではない。

投与速度にもよるが，通常60秒以内で意識消失が起こる。プロポフォールは脳血流，脳酸素消費量，頭蓋内圧，脳灌流圧を低下させる。プロポフォール投与後の不随意運動は，痙攣波やてんかん波を伴わず，追加投与で消失することが多い。

導入時の低血圧は，主にプロポフォールの末梢血管拡張作用によるもので，心拍出量の変化は少ない。緩徐な投与，投与前の輸液で対処する。

導入時無呼吸は30秒以上持続することがあり（チオペンタールより長い），麻薬の併用で増強する。呼吸補助が必要となる。

咽頭・喉頭反射の抑制作用が強い事実は，プロポフォールがラリンジアルマスク挿入に大変適していることを示す[27)]。プロポフォールとオピオイドを組み合わせて，筋弛緩薬を用いずに気管挿管することも可能である[28)]。プロポフォールは気管支平滑筋拡張作用をもつが，プロポフォール導入後，喘息発作が発生したという報告はある[29)]。

単回静注後の血中濃度の低下が早いことから，プロポフォールは，短時間麻酔の導入薬として適している。プロポフォールはチオペンタールと比べて，麻酔からの回復が早く，術直後の精神運動機能は良好であるという報告が多い[30]。

プロポフォールでの麻酔維持には，全静脈麻酔の一部として用いる場合，75～300 μg/kg/minを投与する。フェンタニルまたは亜酸化窒素を併用する場合，50～150 μg/kg/minに減量できる。プロポフォールで麻酔を維持した場合，投与中止後命令に応じるまで約8分である[31]。プロポフォールを導入・維持に用いると，PONVが少ない[31][32]。

3. ミダゾラム

日帰り麻酔で用いられるベンゾジアゼピン系薬物は，主に短時間作用性のミダゾラムであろう。催眠，鎮静，抗不安，健忘，抗痙攣作用を期待して投与する。

ジアゼパムとは異なり，注入時の血管痛はない。0.05～0.15mg/kg静注で催眠作用が得られる。静注後2～3分で作用はピークに達する。

軽度の血圧低下が見られることが多いが，一般に循環抑制は少ない。

呼吸抑制は静注後2～3分で始まり，60～120分持続する。麻薬の併用，慢性閉塞性肺疾患患者で増強する。

健康若年成人では，0.15mg/kg投与後，見当識が戻るまで17分である[33]。健忘作用は投与後1～2時間持続する。

術後，鎮静作用が残存した場合，ベンゾジアゼピン拮抗薬であるフルマゼニルで拮抗できる（1～2分ごとに0.2mgずつ，拮抗できるまで計1mgまで投与する）。フルマゼニルの半減期はミダゾラムの半減期より短いため，再度鎮静が起こりうることに注意する。

1）他の薬物との併用導入（coinduction）[34][35]

ミダゾラム単独で麻酔を導入すると，作用発現はプロポフォールと比べゆっくりであり，また短時間の手術後では，鎮静作用が残存し早期帰宅には不利である。しかし，ミダゾラムの特徴である健忘作用は軽度残しておきたい。このような場合，オピオイドや他の鎮静薬を併用することで，ミダゾラムの導入量を0.1mg/kg以下に減量することができる。他の薬物の鎮静に対する相互作用を生かして，個々の薬物の投与量を減量するこのような導入法は併用導入と呼ばれる。

4. ケタミン

日帰り麻酔での使用にあたっては，ミダゾラムやプロポフォールを併用[36]，また局所麻酔やオピオイドに少量のケタミンを加える方法[37]がある。筋注，経口投与が可能なこと，小児では精神作用が少ないことから，非協力的な小児や精神発達遅滞者の麻酔導入や，検査・処置時の鎮静にも用いられる。

麻酔導入には，0.5～2mg/kg静注または4～6mg/kg筋注，鎮静・鎮痛を目的として，0.2～0.8mg/kg静注または2～4mg/kg筋注を投与する[26]。

ケタミンを投与された患者は，一見覚醒しているように見えるが，刺激には反応しない

状態（カタレプシー）となる。2mg/kg静注後1分で得られる健忘・無痛状態は，10～15分持続する。小児では2mg/kg筋注後，2.7±0.3分で鎮静状態となる[38]。

単剤では覚醒時に悪夢や幻覚が起きることから，ベンゾジアゼピンやプロポフォールなどの鎮静薬を併用する。小児では，悪夢の頻度は少ない[39]。

脳酸素消費量・頭蓋内圧・眼圧は亢進する。交感神経刺激作用があり，血圧，心拍数は増加するので，ハイリスク患者の麻酔導入には有利である。

呼吸抑制は少ないが，他の鎮静薬やオピオイドの併用で呼吸抑制が起こりうる。気管支拡張作用があるので，喘息患者の麻酔に適する。唾液や気道の分泌を増加させるため，抗コリン薬の併用が勧められる。

5. フェンタニル

日帰り麻酔では，気管挿管前投与，吸入麻酔の補助的投与，全静脈麻酔時の鎮痛薬として用いられる。

総量で1～2μg/kgを静注投与する。静注後作用発現まで約2分，鎮痛の持続時間は約45分である。主に肝臓で代謝される。

フェンタニルは心収縮力，血圧にほとんど影響を及ぼさないが，脈拍数を低下させる。

フェンタニル投与で上気道・気管反射は抑制される。筋硬直により，換気が困難になることがある。呼吸中枢の感受性も低下する。呼吸抑制は，意識回復後も30分～4時間持続する。

麻酔中にフェンタニルが投与される量が多いほど術後痛の程度は軽い[40]が，フェンタニルは術後悪心・嘔吐（PONV）の誘因となる[41]。

日帰り麻酔の鎮痛では，全身麻酔中から非ステロイド消炎薬（non-steroidal anti-inflammatory drugs；NSAIDs）や局所ブロックを併用して，フェンタニルの投与量を減らすことができれば，呼吸抑制やPONVなどの副作用軽減につながるであろうと考えられる。

フェンタニルの作用が術後も遷延した場合には，オピオイド拮抗薬のナロキソンを投与する。静注後1～2分以内に作用発現する。効果を見ながら0.1～0.3μg/kgずつ静注する。ナロキソンにはPONVや不整脈などの副作用があるので，オピオイドを用いた麻酔後，ルーチンに投与することはしない。作用時間が約30分と短いので再度鎮静が起きうることに留意して使用する。

IV. 筋弛緩薬

気管挿管が必要な症例や，自発呼吸があれば手術の妨げになるような上腹部手術で用いられる。

1. スキサメトニウム

迅速な気管挿管が必要な場合に用いられる脱分極性筋弛緩薬である。

0.5～1.5mg/kg静注後，30～60秒で筋弛緩作用が発現し，持続時間は5～10分である。

偽コリンエステラーゼにより代謝されるので，異型血漿コリンエステラーゼ症，抗コリンエステラーゼ薬服用患者（緑内障，重症筋無力症）や化学療法薬（ナイトロジェンマスタードやシクロホスファミド）投与患者，血漿コリンエステラーゼが減少している病態では，スキサメトニウムの作用時間は延長しうる。

副作用として，筋攣縮による術後の筋肉痛，眼圧・脳圧・胃内圧上昇がある。筋肉痛は小手術後の日帰り患者で多い。筋肉痛の予防目的で少量の非脱分極性筋弛緩薬で前処置を行う場合，スキサメトニウムの投与量を約70％増加させる必要がある。

スキサメトニウムは，血清カリウムを約0.5mEq/l上昇させるが，熱傷，神経筋疾患，外傷患者では高カリウム血症や心停止を起こすことがある。

開口障害（咬筋緊張）が起きた場合，悪性高熱発症の可能性がある。

スキサメトニウムによる徐脈や房室結節調律にはアトロピンが有効である。

スキサメトニウムによる脱分極性神経筋遮断からの回復は10～15分以内に生じるので，通常拮抗は不要である。作用遷延が見られた場合は原則として自然回復を待つ。

2. ベクロニウム

本邦で現在入手できる非脱分極性筋弛緩薬の中では，作用持続時間が最も短い。0.1mg/kg投与後作用発現まで2.5分，作用持続は25～30分である。0.01～0.015mg/kgの追加投与で15～30分間の効果が得られる。吸入麻酔薬で麻酔維持をしている場合は，吸入麻酔薬の筋弛緩作用を考慮し，筋弛緩モニター下に追加投与を決める。

血行動態に対する影響は少ないが，フェンタニルとの組み合わせで徐脈を起こしうる。

投与量の10～20％は腎臓から排泄され，80％は胆汁中に排泄，肝臓で代謝されるので，肝・腎機能低下患者では作用延長が起こりうる。アミノグリコシド系抗生物質・局所麻酔薬・抗不整脈薬・カルシウム拮抗薬・吸入麻酔薬併用で，非脱分極性筋弛緩薬の神経筋遮断作用は増強される。

3. 非脱分極性筋弛緩薬の拮抗

筋弛緩からの回復傾向が観察されれば，抗コリンエステラーゼ薬を用いて，非脱分極性筋弛緩薬の拮抗を行う。抗コリンエステラーゼ薬の副作用軽減のため，抗コリン薬であるアトロピンを同時に投与する。

もっとも手術終了時に臨床症状，筋弛緩モニターの結果から，十分な筋力回復が得られている場合は（例えば5秒間以上頭部を挙上できる），筋弛緩薬の拮抗薬投与は必ずしも必要ではない。

エドロホニウムは，作用発現が早く作用持続時間が短い抗コリンエステラーゼ薬である。0.5～1mg/kg投与時，最大効果作用発現まで1～2分，拮抗は45～60分持続する。アトロ

ピン 7〜10 μg/kg を併用する。

ネオスチグミンは，エドロホニウムに比べ，作用発現がゆっくりで，作用持続時間が長い。拮抗時の筋弛緩の状態がより強い場合に適する。0.03〜0.06mg/kg 投与時，最大効果作用発現まで 7〜11 分，拮抗は 45〜60 分持続する。アトロピン 15〜20 μg/kg を併用する。

抗コリンエステラーゼ薬は，日帰り麻酔において PONV の頻度を高めるとされてきた。しかし，PONV は，麻酔に使用される薬物のほかに，術式，患者側の因子などにも影響を受ける症状である。最近では，ネオスチグミンで拮抗を行っても，PONV は増加しないという報告もある[42)43)]。筋弛緩効果が術後残存しないことが大前提であるが，短時間作用性の筋弛緩薬を少量ずつ投与し，拮抗薬の必要量を少なくすることで，PONV を軽減できるかもしれない[44)]。

V. 局所麻酔

1. 局所麻酔薬浸潤

手術局所への局所麻酔薬の浸潤は，簡易で安全な鎮痛法である。

2. 静脈内局所麻酔[45)]

適応は，駆血帯が装着できる遠位の四肢，特に腕の（裂創修復，骨折整復，異物除去）90 分以内で終わる手術である。

まず，（圧が上昇するか確かめておいた）ダブルカフの駆血帯を損傷部の近位に巻く。静脈内カテーテルを損傷肢のできるだけ遠位に留置する。カテーテルを固定し，延長チューブと三方活栓を付ける。

次に肢を挙上し，エスマルヒ帯を遠位から駆血帯まで巻き付けて，駆血する。近位の駆血帯を収縮期血圧より約 150mmHg 超える圧または，収縮期血圧の 2 倍の圧まで加圧し（末梢の脈が触れなくなるまで），エスマルヒ帯を除去する。

挙上していた肢を戻し，カテーテルから 0.5％リドカイン 1ml/kg をゆっくり注入する。通常 5 分以内でブロックが生じる。遠位のカフを加圧した後，近位のカフをゆるめる。

注入後 25 分経てばカフをゆるめても良い。駆血帯を麻酔開始後早期に，あるいは突然減圧すると，局所麻酔薬中毒が起きる可能性がある。

3. 腕神経叢ブロック[45)46)]（図）

手，前腕，肘の手術の日帰り麻酔法として，合併症の少ない腋窩法が，多く用いられているようである。安全だが，筋皮神経，内側上腕皮神経はブロックされないことがある。放散痛確認法，動脈貫通法，末梢神経刺激装置を用いた方法があり，いずれの方法でも上肢を 90 度外転，肘を屈曲，外旋させ，腋窩動脈をできるだけ中枢で触知する。

1）放散痛確認法

動脈中枢側へ 25G 針を進める。神経血管鞘を破った抵抗の変化と放散痛が得られたら，

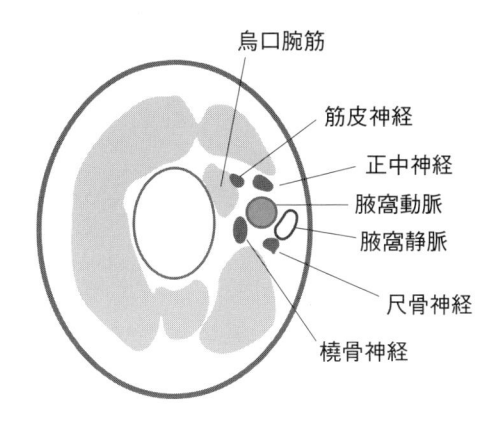

図　腋窩部断面図
腕神経叢ブロック腋窩到達法に必要な神経・血管鞘の解剖学的関係を示す。

1％リドカインを30〜40ml注入する。

2）動脈貫通法

腋窩動脈を穿刺し，逆流が得られたら，逆流が消失するまで針を進め，局所麻酔薬の1/2量を投与する。次にゆっくりと穿刺針を抜いてきて，逆流が止まったら，残りの1/2量を投与する。腋窩動脈後面に位置する橈骨神経ブロックの確実性は増す。

3）末梢神経刺激装置を用いた方法

ポール針を神経刺激装置に付け，1Hz，0.5mAで刺激しながら穿刺針をゆっくりと進める。橈骨神経（手関節を伸ばす動き），尺骨神経（第4・5指の屈曲），正中神経（手関節の屈曲）を確認し，局所麻酔薬を投与する。血管神経鞘の後面の筋皮神経（前腕の屈曲）が刺激される位置で残りの局所麻酔薬を投与する。血管神経鞘前面に存在する正中神経・尺骨神経の反応は得やすい。

いずれの方法でも，局所麻酔薬中毒の可能性はある。

術後感覚回復まで上肢を保護することが必要である。術後運動麻痺が遷延することがある。

4. 脊椎麻酔[47)48)]

日帰り脊椎麻酔の対象疾患は，膝関節鏡検査，鼠径ヘルニア，婦人科腹腔鏡手術，泌尿器科検査などである。

脊椎麻酔施行時の術前検査として，出血凝固能の検査を忘れてはならない。抗凝固薬服用の有無についてもチェックする。

全身麻酔と同様に，術前禁飲食を指示する。アトロピンは前投薬としては投与せず，必要時静注する。麻酔器を準備，モニターの装着，静脈路を確保したのちブロックを行う。

硬膜穿刺後頭痛（post dural puncture headache；PDPH）の発生率を低くするため，できるだけ細い穿刺針（25G以下）を用いる。pencil-point型（Whitacre，Sprotte）の穿刺針の方が，PDPHの発生率は低い。

1) 局所麻酔薬の選択

外来麻酔においては従来，作用時間の問題からリドカインを用いることが多かった。例えば身長150〜160cmの女性に静注用2％リドカイン3mlを用いて脊椎麻酔を行った場合，20分後の麻酔高はTh8.5で，麻酔域の固定，完全運動回復，歩行開始までの時間は平均でそれぞれ15分，147.5分，203.3分であったという[49]。しかし，transient neurologic symptoms（TNS）の報告以来[50]，低濃度ブピバカインの使用の試みが増えているようである。

TNSとは，脊椎麻酔回復後24時間以内に発生する，殿部・下肢の痛見・異常知覚をいう。原因として，局所麻酔薬の毒性，脊椎麻酔時の体位（切石位の報告が多い）による馬尾神経の伸展が考えられる。TNSの発生率は，日帰り麻酔で高いという。また，膝関節鏡検査を受ける患者で多い[51]。外来の膝関節鏡を受ける患者で，脊椎麻酔に使用するリドカインの濃度を0.5％まで低下させても，TNSの発生率は変わらなかったという[52]。

リドカイン投与後に比べ，ブピバカイン投与後のTNSの発生率は低いので[51) 53]，日帰り脊椎麻酔の方法として，低濃度ブピバカインによる脊椎麻酔が行われるようになった。7.5mgのブピバカインを生理食塩液（生食）で希釈し3ml（0.25％）として脊椎麻酔を行った場合，最高無痛域はTh8であり，ブロックの発現まで，排尿まで，帰宅までの時間はそれぞれ平均で14分，186分，202分であったという[54]。また，3mlの低濃度（0.17％）ブピバカインに10μgのフェンタニルを加えてみると，知覚神経ブロックは増強されたが，排尿までの時間や帰宅までの時間が延長することはなかった[55]。

わが国でも高比重・等比重の0.5％ブピバカインが発売されたことから，低濃度ブピバカインによる脊椎麻酔が増加すると思われる。

2) 術後合併症

運動神経麻痺が残存している場合は帰宅させない。トイレ歩行ができ，自尿があり，頭痛やPONVなどの合併症がなければ帰宅できる。男性，骨盤腔内の手術では，尿閉の発生率が高い。導尿カテーテル留置が必要なこともある。

PDPHは，日帰り麻酔患者の5〜10％に発生する。45歳未満の若年者と女性は，ハイリスク群である。予防のため十分に輸液，飲水をさせる。頭痛の可能性を話しておく。治療は，安静，輸液，鎮痛薬，カフェイン摂取で経過を観察し，持続するようなら自己血による硬膜外パッチを行う。

5. 硬膜外麻酔

脊椎麻酔の対象となる手術であれば，硬膜外麻酔でも行うことができる。

硬膜外麻酔は脊椎麻酔と比較して，①手術が延長しても局所麻酔薬を追加し麻酔効果を延長できる，②PDPHの頻度が低いという利点がある一方，①手技に時間がかかり，麻酔作用発現までの時間が長く，②ときに仙骨神経支配領域のブロックが不確実であり，③局所麻酔薬の使用量が多く，④術後背部痛の頻度が高い。

脊椎麻酔と硬膜外麻酔の併用も行われている。

VI. Monitored anesthesia care[56]

　Monitored anesthesia careとは，局所麻酔を受けている患者の全身管理を行いながら，必要に応じて鎮静薬・鎮痛薬を用いて鎮静・健忘・抗不安・鎮痛作用を得る方法である。

　局所麻酔と鎮静の組み合わせは，患者の快適さを高め，心血管系の安定をはかり，患者の不快な記憶をなくすことができる。術直後の疼痛も少なく，全身麻酔より患者の回復が早いという利点がある。

　Monitored anesthesia careを行うにあたって，患者がじっと動かずにいられるか，説明を理解し協力できるか，言葉でコミュニケーションがとれるかは重要である。これらの不可能な患者では，むしろ全身麻酔の方が安全である場合もあるだろう。

　理想的な鎮静のレベルとは，言葉でのコミュニケーションがとれる，気道系の反射が保たれている（誤嚥の危険がない），上気道が開存している，呼吸抑制がない，意識の回復が早いことである。

　麻酔科医は，意識・循環・呼吸状態のモニターを含め，全身麻酔と同様の患者評価，機器の準備をする必要がある。

　不穏は，monitored anesthesia careを行っている間にしばしば出現する。不穏には，表2に示すような多くの原因があり，これらを鑑別し原因を取り除いた後，鎮静薬を追加投与することが大切である。

　鎮静薬と鎮痛薬を併用するときには，相乗作用から，呼吸抑制・心抑制を起こしうることに留意し，様子を見ながら少量ずつ投与することが必要である。

　鎮静・鎮痛薬の投与量の一例を，表3，4[56]〜[58]に示した。老人では，半量ぐらいから効果を見ながら投与している。

表2　局所麻酔時に見られる不穏の原因

不十分な痛みのコントロール
不安
同じ体位をとり続けることの苦痛
酸素マスクやカニューレ，各種カテーテルの不快
低酸素血症，高二酸化炭素血症
局所麻酔薬中毒
脳低灌流
膀胱充満
低体温，高体温
痒み
嘔気

表3 成人のmonitored anesthesia careで用いられる薬物の投与量

薬物	初回量	持続投与量
鎮静薬		
ミダゾラム	0.025〜0.15mg/kg	1〜2μg/kg/min
	1〜2mg（プロポフォール併用時）	
プロポフォール	0.25〜0.5mg/kg	25〜75μg/kg/min
チオペンタール	1.0〜3.0mg/kg	
鎮静・鎮痛薬		
ケタミン	0.5〜1.0mg/kg	5〜15μg/kg/min
鎮痛薬		
フェンタニル	0.5〜1.0μg/kg	

表4 小児のmonitored anesthesia careで用いられる薬物の投与量

薬物	投与量	作用発現まで	作用持続時間
ミダゾラム	0.5〜0.75mg/kg経口	10〜30分	
	0.05〜0.1mg/kg静注	1〜3分	
	0.1〜0.3mg/kg経鼻	5〜10分	1〜2時間
	0.3〜0.5mg/kg直腸	10分	
	0.1〜0.2mg/kg筋注	5〜10分	
ジアゼパム	0.2〜0.3mg/kg経口	30〜60分	
	0.1〜0.2mg/kg静注	1.5〜3分	2〜6時間
	0.2〜0.3mg/kg直腸	7〜15分	
抱水クロラール	25〜100mg/kg経口・直腸	30〜60分	2〜8時間
プロポフォール	0.5〜1.0mg/kg静注	1〜3分	
	50〜200μg/kg/min持続静注		
フェンタニル	0.5〜1.0μg/kg静注	3〜5分	30〜45分
ケタミン*	4〜6mg/kg経口・直腸	20〜45分	60〜120分
	2〜3mg/kg筋注	5〜15分	30〜90分
	0.25〜0.5mg/kg静注	1〜2分	20〜60分

*ミダゾラム0.1mg/kgを加える
（高橋孝雄，津崎晃一　監訳：小児のセデーションハンドブック．東京，メディカルサイエンスインターナショナル，2000，p257より改変引用）

参考文献

1) Stevens WC, Kingston HGG : Inhalation Anesthesia, Clinical Anesthesia. 3rd ed. Edited by Barash PG, et al. Philadelphia・New York, Lippincott-Raven, 1997, p361
2) Divatia JV, Vaidya JS, Badwe RA, et al : Omission of nitrous oxide during anesthesia reduces the incidence of postoperative nausea and vomiting. A meta-analysis. Anesthesiology 85 : 1055, 1996
3) Tramer M, Moore A, McQuay H : Meta-analytic comparison of prophylactic antiemetic efficacy for

postoperative nausea and vomiting : Propofol anaesthesia vs omitting nitrous oxide vs total i.v. anaesthesia with propofol. Br J Anaesth 78 : 256, 1997

4) Katoh T, Ikeda K : The minimum alveolar concentration（MAC）of sevoflurane in humans. Anesthesiology 66 : 301, 1987

5) Lerman J, Sikich N, Kleinman S : The pharmacology of sevoflurane in infants and children. Anesthesiology 80 : 814, 1994

6) Mazze RI, Callan CM, Galvez ST : The effects of sevoflurane on serum creatinine and blood urea nitrogen concentrations : A retrospective, twenty-two-center, comparative evaluation of renal function in adult surgical patients. Anesth Analg 90 : 683, 2000

7) Ochiai R, Toyoda Y, Nishio I, et al : Possible association of malignant hyperthermia with sevoflurane anesthesia. Anesth Analg 74 : 616, 1992

8) 諸岡浩明, 澄川耕二：導入法・維持・覚醒の特徴, セボフレン®概要. 稲田　豊監修, 丸石製薬株式会社, 1999, p64

9) Sloan MH, Conard PF, Karsunky PK, et al : Sevoflurane versus isoflurane : Induction and recovery characteristics with single-breath inhaled inductions of anesthesia. Anesth Analg 82 : 528, 1996.

10) Yurino M, Kimura H : Induction of anesthesia with sevoflurane, nitrous oxide, and oxygen : A comparison of spontaneous ventilation and vital capacity rapid inhalation induction（VCRII）techniques. Anesth Analg 76 : 598, 1993

11) Yurino M, Kimura H : A comparison of vital capacity breath and tidal breathing techniques for induction of anaesthesia with high sevoflurane concentrations in nitrous oxide and oxygen. Anaesthesia 50 : 308, 1995

12) Hall JE, Stewart JIM, Harmer M : Single-breath inhalation induction of sevoflurane anaesthesia with and without nitrous oxide : A feasibility study in adults and comparison with an intravenous bolus of propofol. Anaesthesia 52 : 410, 1997

13) Molloy ME, Buggy DJ, Scanlon P : Propofol or sevoflurane for laryngeal mask airway insertion. Can J Anaesth 46 : 322, 1999

14) Jellish WS, Lien CA, Fontenot HJ, et al : The comparative effects of sevoflurane versus propofol in the induction and maintenance of anesthesia in adult patients. Anesth Analg 82 : 479, 1996

15) Raeder J, Gupta A, Pedersen FM : Recovery characteristics of sevoflurane-or propofol-based anaesthesia for day-care surgery. Acta Anaesthesiol Scand 41 : 988, 1997

16) Aono J, Ueda W, Mamiya K, et al : Greater incidence of delirium during recovery from sevoflurane anesthesia in preschool boys. Anesthesiology 87 : 1298, 1997

17) Wells LT, Rasch DK : Emergence "delirium" after sevoflurane anesthesia : A paranoid delusion? Anesth Analg 88 : 1308, 2000

18) Lapin SL, Auden SM, Goldsmith LJ, et al : Effects of sevoflurane anaesthesia on recovery in children : A comparison with halothane. Paediatr Anaesth 9 : 299, 1999

19) Davis PJ, Cohen IT, McGowan FX, et al : Recovery characteristics of desflurane versus halothane for maintenance of anesthesia in pediatric ambulatory patients. Anesthesiology 80 : 298, 1994

20) Hatch DJ : New inhalation agents in paediatric anaesthesia. Br J Anaesth 83 : 42, 1999

21) Korttila K, Linnoila M, Ertama P, et al : Recovery and simulated driving after intravenous induction with thiopental, methohexital, propanidid, or alphadione. Anesthesiology 43 : 291, 1975

22) Smith I, White PF, Nathanson M, et al : Propofol : An update on its clinical use. Anesthesiology 81 :

1005, 1994

23) Gupta A, Larsen LE, Sjoberg F, et al : Thiopentone or propofol for induction of isoflurane-based anaesthesia for ambulatory surgery? Acta Anaesthesiol Scand 36 : 670, 1992

24) Kern C, Weber A, Aurilio C, et al : Patient evaluation and comparison of the recovery profile between propofol and thiopentone as induction agents in day surgery. Anaesth Intensive Care 26 : 156, 1998

25) Ryom C, Flarup M, Suadicani P, et al : Recovery following thiopentone or propofol anaesthesia assessed by computerized coordination measurements. Acta Anaesthesiol Scand 36 : 540, 1992

26) Reves JG, Glass PSA, Lubarsky DA : Nonbarbiturate intravenous anesthetics, Anesthesia. 5th ed. Edited by Miller RD, et al. New York, Churchill Livingstone, 2000, p229

27) Brown GW, Patel N, Ellis FR : Comparison of propofol and thiopentone for laryngeal mask insertion. Anaesthesia 46 : 771, 1991

28) Scheller MS, Zornow MH, Saidman LJ : Tracheal intubation without the use of muscle relaxants : A technique using propofol and varying doses of alfentanil. Anesth Analg 75 : 788, 1992

29) 山田祐子, 土井克史, 佐藤圭路ほか : プロポフォールを用いた輪状軟骨圧迫急速導入中に喘息発作を生じた1症例. 麻酔 48 : 1238, 1999

30) Smith I, White PF, Nathanson M, et al : Propofol : An update on its clinical use. Anesthesiology 81 : 1005, 1994

31) Raeder J, Gupta A, Pedersen FM : Recovery characteristics of sevoflurane-or propofol-based anaesthesia for day-care surgery. Acta Anaesthesiol Scand 41 : 988, 1997

32) Heath PJ, Ogg TW, Gilks WR : Recovery after day-case anaesthesia. A 24-hour comparison of recovery after thiopentone or propofol anaesthesia. Anaesthesia 45 : 911, 1990

33) Forster A, Gardaz JP, Suter PM, et al : I.V. midazolam as an induction agent for anaesthesia : A study in volunteers. Br J Anaesth 52 : 907, 1980

34) Reves JG, Glass PSA, Lubarsky DA : Nonbarbiturate intravenous anesthetics, Anesthesia. 5th ed. Edited by Miller RD, et al. New York, Churchill Livingstone, 2000, p235

35) Whitwam JG : Co-induction of anaesthesia : Day-case surgery. Eur J Anaesthesiol (Suppl) 12 : 25, 1995

36) Jakobsson J, Oddby E, Rane K : Patient evaluation of four different combinations of intravenous anaesthetics for short outpatient procedures. Anaesthesia 48 : 1005, 1993

37) Suzuki M, Tsueda K, Lansing PS, et al : Small-dose ketamine enhances morphine-induced analgesia after outpatient surgery. Anesth Analg 89 : 98, 1999

38) Hannallah RS, Patel RI : Low-dose intramuscular ketamine for anesthesia pre-induction in young children undergoing brief outpatient procedures. Anesthesiology 70 : 598, 1989

39) Sussman DR : A comparative evalution of ketamine anesthesia in children and adults. Anesthesiology 40 : 459, 1974

40) Chung F, Ritchie E, Su J : Postoperative pain in ambulatory surgery. Anesth Analg 85 : 808, 1997

41) Sukhani R, Vazquez J, Pappas AL, et al : Recovery after propofol with and without intraoperative fentanyl in patients undergoing ambulatory gynecologic laparoscopy. Anesth Analg 83 : 975, 1996

42) Joshi GP, Garg SA, Hailey A, et al : The effects of antagonizing residual neuromuscular blockade by neostigmine and glycopyrrolate on nausea and vomiting after ambulatory surgery. Anesth Analg 89 : 628, 1999

43) Nelskyla K, Yli-Hankala A, Soikkeli A, et al : Neostigmine with glycopyrrolate does not increase the incidence or severity of postoperative nausea and vomiting in outpatients undergoing gynaecological laparoscopy. Br J Anaesth 81 : 757, 1998
44) Tramer MR, Fuchs-Buder T: Omitting antagonism of neuromuscular block : Effect on postoperative nausea and vomiting and risk of residual paralysis. A systematic review. Br J Anaesth 82 : 379, 1999
45) 大瀧千代, 天野　勝：腕神経叢ブロック・腋下アプローチ. LiSA 6 : 315,1999
46) Wedel DJ : Nerve Blocks. Anesthesia 5th ed. Edited by Miller RD, et al. New York, Churchill Livingstone, 2000, p1520
47) van Vlymen JM, White PF : Outpatient Anesthesia, Anesthesia. 5th ed. Edited by Miller RD, et al. New York, Churchill Livingstone, 2000, p2213
48) 横山和子編著：脊椎麻酔. 東京. 診断と治療社. 2000, p337
49) 近江禎子, 横山和子, 吉川秀康：超音波誘導経膣採卵術に対する2％等比重リドカインによる脊椎麻酔. 麻酔 45 : 1507, 1996
50) Schneider M, Ettlin T, Kaufman M, et al : Transient neurologic toxicity after hyperbaric subarachnoid anesthesia with 5 % lidocaine. Anesth Analg 76 : 1154, 1993
51) Freedman JM, Li De Kun, Drasner K, et al : Transient neurologic symptoms after spinal anesthesia : An epidemiologic study of 1,863 patients. Anesthesiology 89 : 633, 1998
52) Pollock JE, Liu SS, Neal JM, et al : Dilution of spinal lidocaine dose not alter the incidence of transient neurologic symptoms. Anesthesiology 90 : 445, 1999
53) Pollock JE, Neal JM, Stephenson CA, et al : Prospective study of the incidence of transient radicular irritation in patients undergoing spinal anesthesia. Anesthesiology. 84 : 1361, 1996
54) Ben-David B, Levin H, Solomon E, et al : Spinal bupivacaine in ambulatory surgery : The effect of saline dilution. Anesth Analg 83 : 716, 1996
55) Ben-David B, Solomon E, Levin H, et al : Intrathecal fentanyl with small-dose dilute bupivacaine : Better anesthesia without prolonging recovery. Anesth Analg 85 : 560, 1997
56) Sá Régo MM, White PF : Monitored anesthesia care, Anesthesia. 5th ed. Edited by Miller RD, et al. New York, Churchill Livingstone, 2000, p1452
57) Kaplan RF : Sedation and Analgsia in Pediatric Patients for Procedures outside the Operating Room. ASA anual refresher course lectures 261, 1999
58) 高橋孝雄, 津崎晃一監訳：小児のセデーションハンドブック. 東京, メディカルサイエンスインターナショナル, 2000, p257

第4章 日帰り麻酔での気道確保

I. 基本的考え

　　麻酔中の気道確保は，麻酔の基本のひとつであり，日帰り麻酔でも入院患者の麻酔でも同じである。麻酔法が吸入麻酔であっても，静脈麻酔であっても，脊椎麻酔であっても，硬膜外麻酔であっても，局所浸潤麻酔であっても気道の確保は基本的に変わりがあるわけではない。吸入麻酔ではもちろん，その他の麻酔でも，いつでも必要に応じて気道確保（気管挿管）ができるような準備をしておくべきであることは当然である。

　　気管挿管の手技の詳細については，教科書を読んで，実地指導を受けて習得してもらうこととして，ここでは取り上げない。

II. 日帰り麻酔で特に考慮すべきこと

1. 気道確保は手慣れた方法を選択する

　　例えば教科書的には，気管挿管よりラリンジアルマスクがより良い方法であると書かれている症例でも，麻酔科医のみならず術者もラリンジアルマスク下で手術を行った経験が十分ではないときには，手慣れた方法を選択すべきである。

2. マスク麻酔で自発呼吸が基本となる

　　手術部位や手術方法によって制約されるのでなければ，日帰り麻酔では自発呼吸を残してマスク麻酔で行うのが基本となる。マスク麻酔では挿管している場合と比較して，気管チューブの刺激がない分，手術終了前に早く麻酔を浅くでき，早くスムーズに覚醒させることが可能となる。帰宅してから，喉頭浮腫，声門下浮腫などの合併症は，マスク麻酔では生じない。一方マスク麻酔で気道確保が不十分なまま，調節呼吸や補助呼吸を行うと麻酔ガスと酸素が胃内に流入し，胃内容逆流を誘発し，喉頭痙攣や肺炎などの合併症が生じ

る可能性がある。

3. 麻酔科医師の両手が塞がれない方がよい

　日帰り麻酔で回転よく手術を行うには，ひとつの症例に常に複数の麻酔科医がいる状況は期待できない。麻酔科医が1人で術中管理を行うときには，両手が塞がれていないことが重要である。マスク麻酔では手を離すことが難しいし，手を離せるのが短時間にかぎられる場合もある。投薬の必要があるときに薬や注射器を準備するためにも，準備された薬を確認するためにも，それを静脈注射するときにも，手が空いていることは大切である。患者の反応，状態の変化，それらに対する対応から，手術の進行状況までを含めた麻酔記録をきちんと記載するためにも，麻酔科医の少なくとも片手は自由にできるようになっていることが必要である。

4. 前投薬はないと考える

　日帰り麻酔では，時間的制約や術後の覚醒状態への影響を考慮して，前投薬を投与しない症例が多いと考えられる。必要な場合には，待機中に筋肉注射をするとか，麻酔導入前に静脈注射で投与する。したがって気道内の分泌物が多い状態で麻酔を開始する場合が少なくないと予想される。気道確保のために，口腔内や気道の吸引が必要となることも考えて，いつでも吸引ができる準備をしておくこと。導入時の徐脈に対応するには，必要に応じてアトロピン1アンプル（0.5mg）を5mlに薄めて，1ml（0.1mg）ずつ静脈注射する。1アンプル（0.5mg）を一度に全部静脈注射してはならない。

5. 術前の禁飲食の確認

　麻酔科の術前診察とインフォームドコンセントで禁飲食の大切なこと，胃内容の逆流によって吸引性肺炎や窒息を生じる危険性を十分説明してあっても，何時以降固形物の摂取を禁止すること，何時まで飲水を許可することを，書面に記載して渡してあっても，小児の場合は監督を親にまかせてあるので，麻酔を始める前にもう一度本人に確かめる必要がある。「何も食べたり飲んだりしていないね」と聞けば，食べていても「はい」との返事が返ってくることが少なくない。「おなかが空いている？」とか「喉が渇いていない？」と聞いて「おなかぺこぺだ」との返事であれば，「すぐ手術は終わるからもう少しの我慢だよ。いい子だね」ですむ。「おなか空いていない」と返事が返ってきたら，「何食べたんだっけ？」，「ジュース飲んだよ」，「誰にもらったの？」，「病院の販売機でおばあちゃんに買って貰ったよ」などと，親が手続きで離れている間に，孫がかわいそうと考える祖父母が，飲み物を与えてしまうことがありうる。うまく聞き出すことが大切である。禁飲食の時間内に，飲食していて嘔吐の危険性が考えられる場合は，手術を延期するか，順番を繰り下げるなどの対応が必要となる。

6. 筋弛緩薬の選択と使用

　気管挿管のための筋弛緩薬は使わないですむならば使わない方がよい。乳幼児ではガス導入の後，十分麻酔を深くして，過換気で自発呼吸を抑えてから，4～8％のリドカインスプレーを行い，さらに1分間調節呼吸を行えば筋弛緩薬を使わずに気管挿管ができる。ただしこの方法は，経験を積んだ指導医のもとでの訓練が必要である。学童期以上の症例では，筋弛緩薬を使用する方が喉頭痙攣を起こさないし，挿管に手間取ってチアノーゼを生じることも少なくなる。麻酔維持を自発呼吸で行う症例で挿管をする場合は，短時間作用の脱分極性筋弛緩薬（スキサメトニウム）を使用する。悪性高熱，高カリウム血症，徐脈などの脱分極性筋弛緩薬による合併症の発生頻度と使用しないための合併症（換気不良，低酸素症など）の頻度を比較して考えると，使用する方がよいと筆者は考えている。術中に筋弛緩が必要な症例では，挿管のための筋弛緩に非脱分極性筋弛緩薬を使用してもよい。しかし，作用時間の短い非脱分極性筋弛緩薬でも，挿管のために大量使用（ベクロニウム0.2mg/kg以上）をすると，効果の消失に時間がかかることがある。また，非脱分極性筋弛緩薬の拮抗薬投与は，自発呼吸が認められてから行うべきであるから，使用量が多いと手術終了後にも自発呼吸が出るまで待つ時間が長くなる。手術時間が短い場合は，脱分極性筋弛緩薬で挿管して，術中は最低量の非脱分極性筋弛緩薬をうまく使う方がよい。

7. 挿管困難の予測

　挿管困難が予測されるとして挙げられている疾患（例えばPierre Robin），開口障害，気道に影響するような頸部腫瘍，顔面頸部の瘢痕拘縮，口腔や喉頭の術後，極端な肥満，頸椎損傷，頸椎固定術後など明らかに挿管困難と考えられる症例は，日帰り麻酔の適応から外すべきである。これらの症例で挿管するためには，気管支ファイバースコープ，バラード喉頭鏡，電灯付きスタイレットなど前もっていろいろな器具を取り揃えておく必要がある。挿管の準備にも時間がかかり，挿管できないことも考えておかなければならない。抜管の時期を待つのにも時間がかかり，抜管した後の気道の確認にも時間をかける必要があり，術後観察も長くする必要がある。しかも，帰宅後に呼吸困難になったときに緊急に再挿管しようとしても簡単ではないからである。

8. 予想外の挿管困難

　外見上気管挿管が難しいとは思われない症例でも，実際挿管を試みると困難な場合がある。何回も挿管を試みなければならなかったとか，気管支ファイバースコープを使わなければ挿管できなかった症例は，術後の入院の手配をすべきである。抜管を慎重に行わなければならないし，遅れて喉頭や声門下の浮腫を生じる可能性が否定できないからである。これらの症例も帰宅後に呼吸困難になったとき，素早い処置ができないことが予想されるからである。

III. 気道確保の用具[1]

1. マスク

　適切な大きさのマスクの選択が必要である。義歯を外したときや高齢者では，頬が陥凹していることがあるので，頬の陥凹をカバーできるタイプのマスクを選択する。あるいは半切ガーゼを丸めて臼歯の外側に入れて，両方の頬を膨らませると，マスク換気に漏れがなくなる。マスクを顔にきつく当てると，眼球を圧迫することがある。眼瞼が薄く開いていたりすると，角膜を損傷するので注意が必要である。眼軟膏で保護しておくとよい。ヘッドバンドでマスクを固定するときに，顔面神経を圧迫しないように注意する。耳介の後下から下顎にかけて，ヘッドバンドの跡が顔に残るようでは，きつすぎると考える。リークがあってある程度強くバンドを絞めなければならないときには，時々バンドの位置を変えるか緩めるかする必要がある。

2. エアウェイ

　経口エアウェイと経鼻エアウェイがある。経口エアウェイは大きさの選択が重要である。また挿入時に舌を押し込んでしまうと，かえって気道狭窄を生じる。挿入した後で，下顎を挙上して舌をエアウェイにフィットさせるとよい。経鼻エアウェイを挿入するとき，鼻出血を生じてしまうことがあるので，エアウェイ挿入後，吸引して確認することが大切である。出血で内腔が詰まってしまったのでは，エアウェイの働きをしないことになる。経鼻エアウェイにはエアーガイドイントロデューサ付きの物があり，鼻粘膜を損傷することが少なく鼻出血に悩まされないですむ。ただし，挿入後イントロデューサが抜けなくなることがあるので，あらかじめカフに少量の局所麻酔薬ゼリーと水滴をつけておくとよい。経鼻エアウェイは下鼻道を通して挿入する。したがってエアウェイの挿入方向は鼻背に沿うのではなく，顔面に垂直になる。市販されている内径6.0mmの経鼻エアウェイは成人では短いことがあるので，挿入後機能を果たしているかどうか，注意深い観察が必要である。

3. 気管挿管[2]

1) 経口挿管（表）

　気管挿管の方法，手技については，麻酔科のどの教科書にも記載されているので参照すること。ここでは実際の臨床場面で確認すべきこと，注意すべきことを中心に述べる。

a) 気管チューブ

　現在市販されている気管チューブは，経口でも経鼻でも使用できる。チューブの外壁にoral/nasalと印字されている。麻酔科術前診察のときに，胸部X線写真で，気管の太さを計測して記録しておく。それに年齢，身長を加味して気管チューブの太さを予測して準備しておく。

　カフ付きのチューブでは，事前にカフに十分な量の空気を注入して膨らませ，数秒おいてリークがないことを確認する。スリップジョイントが別に収納されているキットでは，

表 気管挿管用具

1. 必ず揃えておくもの
挿管チューブ，喉頭鏡，バイトブロック，絆創膏，吸引カテーテル，静脈麻酔薬，筋弛緩薬
2. 必要に応じて使用するもの
局所麻酔ゼリー，局所麻酔薬スプレー，カフ用注射器，スタイレット，エアウェイ，開口器，舌鉗子，胃管，眼軟膏，ディスポーザブル手袋

結合してみて外れないことも確認しておく。チューブに潤滑ゼリーを塗るか，局所麻酔薬をスプレーするか，局所麻酔薬に浸しておく。

b）喉頭鏡

Macintosh型（曲型）のブレードは長さにより0号から4号まであり，適切な長さを選んで，喉頭鏡のハンドルに接続して点灯するか，明るさは十分であるかを確認する。ブレードとハンドルの接点がずれているとか，電球が緩んでいると，点灯したり消えたりする。直線型のブレードには形状がいろいろある。Guedel型，Miller型，Wisconsin型，Robertshow型などである。それぞれ特徴があり，使い分けができれば良い。1種類だけでも得意なブレードがあれば心強い。

c）スプレー

局所麻酔薬とプロペラントが一緒に封入されているものでも，注射器にノズルを付けるタイプでも，ノズルの接続が緩いとスプレーしている途中で外れて，気管の中に入ってしまうことがあるので接続部に緩みがないかどうかを確認しておく。

d）潤滑ゼリー

気管チューブには潤滑ゼリーを過不足なく付けるが，チューブの内腔には付かないように気を付ける。内腔に付着したゼリーは，乾燥した酸素と麻酔ガスに触れて，塊となり気道狭窄の原因となると考えられる。小児の症例で，カフなしのチューブを使用するときは，ゼリーが少しでも内腔に入らないようにするため，リドカイン液に浸けておく方がよい。

e）バイトブロック

通常使用される円筒形のバイトブロックは門歯に掛けてチューブと一緒に絆創膏で固定する。覚醒時に患者が舌を使ってバイトブロックを吐き出されないように注意する。バイトブロックを絆創膏でチューブに固定したまま抜管してはいけない。バイトブロックが門歯より外に出て，チューブはいまだ気管の中にある状態で，チューブを噛まれると窒息する危険がある。臼歯に噛ませるバイトブロックも覚醒時に吐き出されたり，外れて後咽頭へ落ち込むことがある。このバイトブロックは気管チューブに沿わせて固定すれば，吐き出すことを防ぐことができる。歯齦炎のある場合，差し歯の場合，単独で残存した歯は，喉頭鏡操作で歯が抜けてしまうことがあるが，バイトブロックを挿入するときにも，バイトブロックを強く噛んででも，バイトブロックを外すときでも，歯が抜けることがある。抜管時に，口腔内を吸引する際に，歯が抜けていないかどうか確認する。歯が抜けた跡があって，口腔内に見当たらないときには，X線写真を撮って，気管内遺物になっていない

か確認する。

　f) スタイレット

　最近の気管チューブは適切なカーブが維持されているので，通常スタイレットは使用しない。使用する場合は，スタイレットの先端がチューブから飛び出さない長さにストッパーの位置を調節する。あるいはスタイレットを手元で曲げておく。気管チューブの先端が声門を通過したら，スタイレットは抜去する。しかし，このときチューブも一緒に抜かないように門歯の位置で指を使ってしっかりと固定しておく。らせん入りチューブはその構造上直線なので，スタイレットが必要であったが，最近通常のチューブと同じカーブが維持されるらせん入りチューブが市販されているので，スタイレットなしでも挿管できる。

　2) 経鼻挿管

　手術部位によっては，日帰り麻酔でも経鼻挿管が必要となる。注意すべき点は，麻酔の熟練者が行っても，経口挿管よりも時間がかかる。したがって，十分な酸素化を行うことと，筋弛緩薬が効いている状態で，麻酔深度が浅くならないように注意することである。鼻出血をさせないように，エピネフリン添加の局所麻酔薬を鼻腔内にあらかじめ塗布またはスプレーしておく。経鼻挿管に手間取って，動脈血酸素飽和度が低下し始めた場合には，挿管操作を中断して，挿管チューブを鼻から抜かずに蛇管に接続し，患者の口と鼻を手で塞いで下顎を挙上して，呼吸バッグを押せば，陽圧換気ができる。酸素飽和度が元に戻ったら，静脈麻酔薬と筋弛緩薬の必要量を追加して，再度経鼻挿管を試みる。

　盲目的経鼻挿管は，患者の自発呼吸を残しておいて麻酔を深くし，鼻から挿入したチューブを通して呼吸音を聞きながら，方向を定めて気管にチューブを挿入する方法である。声帯が動いている状況で喉頭や声帯に傷を付けずにチューブを滑り込ませることは，熟練者にとっても容易ではない。抜管後の経過を十分な時間をかけて監視する必要がある。そのうえ，盲目的経鼻挿管をしなければならない症例は，開口障害のある症例であるから，日帰り麻酔の適応はないと考える。

4. ラリンジアルマスク[3]

　ラリンジアルマスクはほとんどの文献でLMA（laryngeal mask airway）と略して記載されている。ラリンジアルマスクを開発したイギリスのDr. Brainは，日帰り麻酔で挿管せずに，マスクより確実な気道確保のできる道具として使用することを目的として作り上げたのであるから，日帰り麻酔の多くの症例での気道確保にはラリンジアルマスクが適応となる。ラリンジアルマスクは自発呼吸で麻酔を維持する場合に有用であるばかりでなく，気道内圧20cmH_2Oまでの陽圧呼吸も可能である。ラリンジアルマスクの利点は①喉頭鏡を使わなくても挿入できる。②筋弛緩薬を使わなくても挿入できる。③麻酔科医の両手が自由になる。④死腔はマスクより少ない。⑤短時間で手技を習得できる。⑥新生児から成人まで各種のサイズがある。⑦気管チューブより呼吸抵抗が少ない。⑧挿入の刺激は気管チューブより少ない。⑨声帯，気管粘膜を損傷しない。⑩浅い麻酔で維持できる。⑪側臥位でも挿入でき，確実に気道を確保できる。⑫小児でも気管支鏡検査が容易にできる。

ラリンジアルマスクの欠点は①気道保持の確実性は，気管挿管と比較して少し劣る。②嘔吐した場合には誤嚥の危険がある。③後から胃チューブを挿入することはほとんど不可能である。どうしても胃チューブを挿入する必要があるときは，麻酔が十分深い状態で，ラリンジアルマスクを一度抜去し，胃チューブを入れ，再度ラリンジアルマスクを挿入すればよい。筋弛緩薬を使う必要はないし，喉頭鏡を必要とする気管再挿管のような手間はかからないし，危険も少ない。ラリンジアルマスクでの気道確保の欠点の続きは④喉頭痙攣を防止できない。特に麻酔科医が気が付かないうちに，少量の胃液の逆流が生じて，ラリンジアルマスクの内側に貯留し喉頭を刺激すると，喉頭痙攣を誘発する。⑤頸部腫瘍の手術では，ラリンジアルマスク挿入後，腫瘍の位置が変化することがあるので，術者にラリンジアルマスクを理解しておいてもらう必要がある。ラリンジアルマスクを挿入してから，内頸静脈穿刺を通常のアプローチで行うと，針がラリンジアルマスクに刺さってしまうこともある。⑥甲状腺手術などでは，気管を圧排したり，持ち上げたりすることがあり，それによって喉頭の位置が変わり，ラリンジアルマスクのフィッティングがずれることがある。歯科治療，扁桃摘出術，アデノイド切除術のような口腔内の手術でも，術者と麻酔科医の呼吸が合えばラリンジアルマスクで麻酔維持ができる。この場合，フレキシブルチューブの付いたラリンジアルマスクを使用する方がよい。チューブが口角からでるような状態でも，ずれないで良い位置を保持できるからである。特に術者がラリンジアルマスクに慣れていないときには，いつでも気管挿管に切り替えができるように準備しておく必要がある。

5. コパ (cuffed oropharyngeal airway；COPA)

コパはGuedel型のエアウェイのカーブした部分に大きなカフが付いており，末端は直接麻酔回路に接続できる構造になっている。うまく適合すると，クリアな気道が確保できる。挿入の技術習得はラリンジアルマスクより容易であり，口腔内の出血の頻度も少ないとも，逆にラリンジアルマスクの方が容易で，出血も少ないとも報告されている。本来は麻酔科医の両手が自由になる構造をもつものであるが，首を後屈させたり，手で下顎を挙上していないと，気道の保持が困難なことがある。麻酔科医の手を自由にするには，患者の首に枕を当てがったり，顔を横に向けるなどの工夫も必要である。前胸部に片耳聴診器を張り付けて，常時呼吸音を聞きながら麻酔を維持して，異常にはすぐに対応しなければならない。カフでリークが抑えられているとはいえ，気道内圧 15cmH$_2$O を超える陽圧呼吸は難しいので，自発呼吸下の吸入麻酔で使用するのがよい。コパを挿入したままで，胃チューブを挿入することは困難である。胃液の逆流の危険は，ラリンジアルマスクと同様である。

6. その他

食道挿管チューブ，コンビチューブ，片肺麻酔用チューブなど特殊な気管チューブがある。特殊なチューブを使わなければならない手術には日帰り麻酔の適応があるか，患者，

術者，麻酔科，看護にとってどのようなメリット，デメリットがあるか，特殊なチューブに麻酔科医も術者も慣れているか事前のカンファレンスを行って，広い視野で十分検討する必要がある．

IV．気管挿管の確認

　日帰り麻酔だけの問題ではないが，気管チューブが正しく気管に挿管されているかどうかの確認は必要であるし，日常行われていることであるが，ここで再確認しておく．
　①一番の基本は，正しい喉頭展開を行い，気管チューブが声門を通過し，カフが声門を過ぎて0.5〜1cm進めたところまで目で追って固定する．
　②胸部を強く圧迫して，呼気がチューブから出てくることを，耳で感じるか，チューブの内壁が蒸気で曇るのを確認する．
　③チューブに口をつけて呼気を吹き込み，胸が上がって換気ができて呼気が戻ってくることを確認する．
　④麻酔回路に気管チューブを接続して，バッグを押し，胸郭が上下することを確認する．
　⑤胸部を聴診して，呼吸音を確認する．気管チューブは気管分岐部を越えると通常は右の主気管支に入り，さらに深く進めると，右の上葉枝分岐部を越える．したがって呼吸バッグによる陽圧換気で胸郭の上下運動が認められるにもかかわらず，右と左の上肺野の呼吸音が聞こえなければ，チューブは右の主気管支の奥深くに入っていることになる．また，胸部聴診で気を付けなければならないことは，気管，心臓，肝臓，胃泡を避けた位置で聴診することである．
　⑥心窩部にも聴診器を当てて，胃内にガスが流れる音がしないかの確認も必要である．
　⑦上記のような確認をしても，100％確実であるとはいえないと考える方がよい．胸部X線写真は確実な証拠になるが，日帰り麻酔で全症例にX線写真を撮ることは実際的ではない．
　⑧現時点で，最も確実なのは，終末呼気二酸化炭素濃度の測定記録である．測定装置に接続して，吸気の二酸化炭素がゼロで呼気に高い濃度が検出できれば，チューブは気管にあることが確認される．食道挿管では二酸化炭素の上昇は認められない．
　⑨気管チューブを絆創膏で固定した後にも，再度胸部聴診をしてチューブの位置が変わっていないことを確認する．

参考文献

1) 滝口　守：気道確保のための諸道具．臨床成人病 20：52, 1979
2) Stone DJ, Gal TJ：Endotracheal intubation, Anesthesia. 3rd ed. Edited by Miller RD. New York, Churchill Livingstone, 1990, p1274
3) 天羽敬祐　監訳, Brimacombe JR著：利点と欠点, ラリンジアルマスクのすべて．東京, 診断と治療社, 1998, p106

第5章
覚醒・PACU・帰宅基準

I. 麻酔からの覚醒

1. 入院患者と日帰り麻酔患者での違い

　　現在の臨床麻酔においては，麻酔科医は術中の全身管理と侵襲（特に痛み）からの防御そして全身麻酔であれば無意識とそこからの回復を患者に対して保証する。日帰り麻酔においては，これに「いかに早く，快適に」回復するかという条件が加わる。それだけ，麻酔からの覚醒について，麻酔科医の技量が要求される。

　　入院患者の場合には，手術が終わり患者が覚醒したら，その時点で麻酔科医の主な役割は終わりということに通常はなる。麻酔の副作用は「小さいものであるが，決して無視できるものではない」とされているが，入院患者の場合には術後数日間を経てそれらはほとんど問題にならない存在となってしまう。この間のそれらの「無視できない副作用」は，病棟看護や外科サイドの管理下に入ってしまうのが普通である。そして，完全にそのような副作用が消え去るのには，術後場合によっては数週間を要する場合もある。すなわち，入院患者の麻酔の場合には，術後の回復期を考慮した麻酔方法の決定や計画がほとんどされていないのだ。特に麻酔からの完全回復などについてはほとんど考慮されていないのが現実である。

　　日帰り手術の急速な拡大とともに，そして術後のさまざまな事項について患者側からの期待が大きくずれてきたことから，麻酔後の「覚醒の段階」についての従来までの考え方が時代遅れになってきたことがわかる。日帰り麻酔を管理する麻酔科医は，麻酔計画についてもこれまでとまったく異なった常識をもつ必要がある。日帰り手術を受けるための外来患者の周術期管理には2つの大きな目標が存在する。

　　①患者の安全と快適
　　②4時間以内に帰宅可能になる麻酔からの覚醒
　　手術後，患者は付添のもと帰宅し，友人や親類の介助のもと引き続き回復していく。そ

して数日後には，手術や麻酔の影響から完全に回復し，日常生活の活動に復帰するつもりである。早い回復過程を促進するために，麻酔科医は周術期治療計画を立てなくてはならない。従来まではいわゆる「不可避な」副作用とされてきた，眠気，脱力感，浮遊感，悪心・嘔吐，筋肉痛，頭痛などが日帰り患者には受け入れられないからだ。

「麻酔からの覚醒」という用語の意味として，「麻酔前状態に戻る」または「麻酔薬投与前に戻る」過程であるとされている。この過程をいかに短時間に実現するかが，日帰り麻酔に携わる麻酔科医の目標であるといえる。すべての術後の副作用が，体内に残存する薬物が原因ではない。手術自体が臓器機能・生理状態を変化させた結果，麻酔薬が体内から完全に排泄された後でも，正常な生理機能に戻り，麻酔薬投与前の状態に戻るのに時間を要することがあるからだ。しかしいずれにせよ，短時間作用性の麻酔薬やその補助薬が利用できるようになってきた現在，その回復までの時間を最小限にすることが日帰り麻酔の眼目となる。

2. 日帰り麻酔からの覚醒段階

ここでいう麻酔からの覚醒は，主に全身麻酔からの回復過程を指しており，**表1**のように4つの段階に分けて管理することが普通である。

表1 臨床的チェック基準からみた覚醒段階

覚醒段階	臨床的チェック基準
第1段階 麻酔からの覚醒 （手術室内）	・呼びかけに反応する ・舌根沈下などがなく気道が通る ・$Sp_{O_2} > 94\%$（酸素投与の有無を問わず） ・外科的または麻酔による合併症が最小限
第2段階 初期回復 （回復室内で）	・安定した血圧，呼吸数，心拍数 ・Sp_{O_2}がルームエアーで正常 ・各種反射，咳嗽，咽頭反射の回復 ・覚醒してはっきりした意識状態 ・外科的合併症がない（例えば出血） ・Aldreteスコア＞9または類似のスコアリングを満たす
第3段階 中間期回復 「帰宅可能」	・各施設での帰宅基準を満たす ・介助なく起立し歩行してトイレへ行ける ・手術，麻酔の合併症や副作用がない
第4段階 後期回復 「社会復帰可能」	・心理行動学的機能が術前状態に復帰 ・記憶，認識機能が術前状態に復帰 ・集中力，論理的思考力が術前状態に復帰 ・日常生活活動，職場復帰可能

1）第1段階：麻酔からの覚醒期

この段階は，手術室でほとんどの場合，手術後数分以内に引き起こされる。**表1**にある臨床的チェック基準が満たされたなら，速やかに術後回復室へ移動される。ただし，ここ

で予想できない麻酔からの覚醒遅延が生じた場合には，手術室の効率的運用のために，必ずしも第1段階のチェック基準が満たされていなくても術後回復室へ移送され，基準が満たされるまで麻酔科医が付き添う場合もある。パルスオキシメータは，患者が十分に酸素化されているかと心拍数を安価に表示させてくれる有用なモニターであり，回復室では必須のものと考えられる。このモニターにより，いつまで酸素投与が必要かの目安もわかるからだ。ただし，肥満，貧血，心肺系に合併症のある患者以外で，日帰り麻酔ベースですべての患者の術後に酸素投与が必要か否かは，いまだに議論のあるところだ[1]。

2) 第2段階：回復室での覚醒

麻酔からの直接的初期覚醒の後，患者は回復室において引き続き回復・覚醒の段階を経ることにより，表1にあるようなさまざまな反射が戻ってきて，Aldreteスコアが上がってきて，周囲の人間とも自由に対話が可能になってくると帰宅準備室へと移動が可能となる（Aldreteスコアについては後述する）。この過程は，術後15〜60分であることが普通だ。集中的な医学的チェックの必要性がどんどん少なくなってきて，帰宅準備室へと移動する。この移動に際してのより詳細なチェックリストのミシガン大学医療センターでの例を表2に示す。

表2 術後回復室から帰宅準備室へ移動する際のチェックリスト

1) 目が覚めていてはっきりしている
2) 介助なしに気道開通可能
3) ルームエアーで$SpO_2 > 94\%$
4) 出血などの外科的合併症がない
5) 正常な咳嗽・咽頭反射
6) 落ち着いた血圧，心拍数
7) 正常呼吸数
8) めまいまたは過度な眠気がない
9) 十分な痛みのコントロール
10) 過度の悪心・嘔吐がない
11) Aldreteスコアが9〜10である

（ミシガン大学医療センター）

3) 第3段階：帰宅可能

通常この段階は，帰宅準備室において，引き続き回復してきた患者が介助なしで立ち上がり，トイレまで歩行が可能になった段階を指す。術後60〜180分でこの段階に達するのが普通である（帰宅準備室内では30〜60分経過）。ただし，極めてまれではあるがこの過程に4〜6時間を必要とすることもある。

この段階の最終目標として，いわゆる「帰宅基準」というものを満たさなければならない。帰宅基準については，項を改めていくつかの例を示すが，いずれにせよ厳格にチェックリストを満たすことを確かめて，帰宅する。ミシガン大学医療センターにおいてこの帰宅可能段階を満たすための基準を表3に示す。患者も含めて日帰り手術にまつわる人間が

表3 「帰宅可能」な基準

1) 目が覚めていてはっきりしている
2) 出血などの外科的合併症がない
3) 正常な咳嗽・咽頭反射
4) 落ち着いた血圧，心拍数
5) 起立性低血圧がないこと
6) 正常呼吸数
7) 過度なめまい，または眠気がないこと
8) 十分な痛みのコントロール
9) 過度の悪心・嘔吐がない
10) トイレへ介助なしで歩いて行ける*
11) 経口飲水可能
12) 排尿可能**
13) 帰宅に際して責任ある成人同行者の存在
14) 最低12時間自宅での責任ある成人付添人の存在
15) 患者およびその同伴者への外科手術チームの誰かによる説明の完了
16) 鎮痛薬，制吐薬または抗生物質などの必要な薬物の処方
17) 術後についての文書化された注意事項，指示などを手渡したこと
18) 術後処置についての指示書に本人または同伴者からサインをもらうこと
19) 患者は担当外科医，外科医局，病院呼び出し部門の3者の電話番号を受け取っていること
20) 重篤な緊急な状況が起きた場合の近隣の救急外来の行き方の明確な指示書を受け取っていること

（ミシガン大学医療センター）
*整形外科的処置をした後のような特殊な場合を除いて。
**全身麻酔後はこの基準はもはや不必要であるが，脊椎麻酔または硬膜外麻酔を受けた患者の場合には今でも「排尿」の有無が必要である。

銘記しておかなくてはならないことに，「帰宅可能」という用語の定義がある。特に日帰り手術の歴史の浅い日本においては，この点を誤解のないように十分に周知する必要があると考えられる。帰宅可能とは，責任ある付添人の付添のもと患者は家に帰れる状態であり，家庭内でも引き続き24～48時間に渡って介助者の存在のもと回復過程にあるということだ。患者の注意力・認識力や動体反射機能はいまだ完全ではないので，自動車の運転や複雑な機械の操作，火を使った料理，アルコール摂取，その他重要な法的決断などはすべきではない。

4) 第4段階：社会復帰可能段階または「街を歩ける」状況

帰宅後，完全回復までの過程は今までの段階に比べ，よりゆっくりと進んでいく。身体から残存する麻酔薬が排泄され，中枢神経機能，自律神経機能も徐々に回復してくる。表1に示したような基準が満たされ，短期記憶や論理的理由付け，集中力，判別能力などが回復してきて，通常社会生活に患者が戻れると判断したときがこの第4段階の「麻酔からの完全覚醒・回復」が完了したときとされる。全身麻酔後患者が安全に車を運転したり，アルコールを摂取するためにはどのくらい時間が経てばよいか？ この問いについての明確な答えはない。あまりにも個々の患者で多様すぎるからだ[2)3)]。ただし，大方でいわれているところによると全身麻酔後24～48時間であろうと考えられる。

全身麻酔からの完全回復を評価するのは，極めて困難である。患者が帰宅してしまって，

主治医のもとへ臨床評価のために訪れさせることも難しいが，それよりも信頼のおける麻酔からの長期間経過後回復評価の方法がないのだ。麻酔の方法，麻酔薬の種類，手術の種類，術式，時間など多様な因子に麻酔からの回復が影響を受け，帰宅までの時間が左右される。ほとんどこの面の研究がなされていないし，また回復を評価する身体機能検査で単純かつ明快な解答を与えてくれるものもない。

II. Post anesthesia care unit（PACU）

　入院患者に対する手術後のPACU（パックユーなどと呼称される）は，日本では多く術後回復室と呼ばれる施設と同義である。日帰り麻酔の場合，アメリカではPACU IとPACU IIにその目的から，2種類にわけられることがほとんどである。PACU Iは，手術室から直接移送されてくる先であり，これに対してPACU IIは，通常はPACU Iから移動してくる。すなわち，前者は従来までの麻酔覚醒室・回復室であり，一方後者は，むしろ帰宅・退院準備室であるといえよう。

　PACU I：麻酔覚醒室，術後回復室，手術場から直結
　PACU II：帰宅準備室

　このようにPACU IとPACU IIは性格が異なるため（PACU IとPACU IIの入室基準は表1参照），用意しておくべきモニターや看護スタッフの人数も異なってくる。PACU Iで配備すべきモニターとしては，非観血式血圧モニター，心電図，パルスオキシメータ，体温計（鼓膜温度計）が挙げられ，ベッド数1に対して看護スタッフ1または2に対して1という看護スタッフ数の割合でモニターが厳重に行われる。安定した血圧，心拍数，呼吸数などが持続し，パルスオキシメータにより酸素投与の必要性の有無などが評価され，表1の基準に達したときに，日本語名としては帰宅準備室に該当するPACU IIへと患者は，移送される。

　PACU IIにおいては，モニターとしては単にパルスオキシメータのみか，または看護スタッフがベッドサイドに行った際に携帯型パルスオキシメータや血圧計でバイタルサインをチェックするのみとなる。看護スタッフの数も，ベッド数5～10に対して1名という一般病棟なみの数になる。ここでは，通常はベッドではなく，リクライニングシートに患者はくつろぎ，紅茶や食べ物を楽しむことも可能になる。

　各レベルのPACU滞在時間を定めている施設もある。例えば，PACU Iには最低でも1時間はいなくてはならないなどであるが，このような設定は極めて意味がないばかりか，その規則がPACU Iを全体の中での時間を規制する要因としかねない。表1の基準が満たされれば，ただちにPACU IからPACU IIへの移動が行われるべきである。さらに，全身状態が許し，かつ表2の基準が満たされるのであれば，手術室からただちに帰宅準備室への移動も考慮されるべきであろう。これをPACU Iのバイパスなどと呼ぶ。このように臨床現場での状況と実際の患者状態把握による柔軟な対応こそが日帰り麻酔の要である。

III. 帰宅基準

　日帰り手術の後の麻酔後，どの程度の期間に渡り手術室や回復室にとどまっていなくてはならないかは，重要な問題であり，この部分の進展がないかぎり，今後の日帰り手術の増加や医療経済における効率化の問題も解決しない。そのため，患者の安全を考慮しつつかつ短時間で帰宅させるために，判断能力，身体運動能力に対する最低限の影響のみにとどめることが可能な全身麻酔や局所麻酔が望まれる。またそれらの麻酔後身体機能の客観的評価も，患者の安全のためにもまた法的な意味からも重要である。ここでいう帰宅基準は，いわゆる帰宅可能であるかどうかの基準であり，現在までのところ，いわゆる四肢の活動性，意識レベル，呼吸状態，酸素化能，循環の安定を臨床的にチェックして点数化することで，基準化している。

　帰宅後24～48時間を経た後の，いわゆる「街を歩いたり」「職場復帰可能」な回復を評価するための神経身体的テストは，文字消去テストなど簡単なものから，ちょっとした器具を使ったタッピングボードテスト，運転シミュレータテストなど大掛かりなものまで，現在までさまざまに試みられているが，信頼のおける再現性のあるものは存在しない。そこで，この項では，いくつかの帰宅・退院基準を紹介する。

表4　標準的Aldreteスコアリングシステム

活動性	点数
動作能力	
四肢すべて	2
いずれかの二肢	1
なし	0
呼吸	
深呼吸と咳嗽反射可能	2
呼吸抑制または浅く制限された呼吸	1
無呼吸	0
循環	
術前血圧（mm）と比較して	
血圧±20mmの範囲内の変動	2
血圧±20～50mmの変動	1
血圧±50mmの変動	0
意識状態	
完全覚醒状態	2
呼びかけに対して反応可能	1
無反応	0
皮膚色調	
正常	2
青白い，悪い感じの色	1
チアノーゼ	0

　9点以上であれば，帰宅準備室（PACU II）へ移動可能な基準を満たしている。

　（Aldrete JA, Kroulik D：A postanesthetic recovery score. Anesth Analg 49：924, 1970 より改変引用）

最も古典的というか標準的臨床評価点数加算基準システムは，表4に挙げたAldreteスコアリングシステム[4]である。そもそもこのスコアリング方法は，PACU I（日本でいう手術室から直結した回復室）からPACU II（帰宅準備室）への移動が可能か否かを評価するためのものである。帰宅基準ではない。PACU IからPACU IIへの移動は，これまたは類似のクライテリアに則って評価・決定されるべきもので，（最低1時間は滞在するなどと）時間に縛られては日帰り手術・麻酔の意味がない。入院患者へ対するいわゆる術後回復室PACUから一般病棟への帰室基準を日帰り手術患者へと当てはめてはいけない。入院患者は，それでも十分に前投薬されている傾向にあるし，歩行も不可能な状態で帰室する。こ

表5 Korttilaの日帰り麻酔後の安全な帰宅のためのガイドライン

1) 少なくとも1時間は，患者のバイタルサインが落ち着いていること。
2) 呼吸抑制の兆候がないこと。
3) 人，時間，場所について認識し，水分を経口摂取可能で，排尿することもでき，介助なしで服を着たり，歩けること。
4) 過度の痛み，耐えられない悪心・嘔吐または出血などがすべてないこと。
5) 麻酔担当者や手術担当者またはそれらの指名者により帰宅許可が出されること。
6) 帰宅後の術後期間を過ごすために書かれた指示書や連絡をとる際の場所や担当者についても印刷物が配布されること。それらは適時補足されること。
7) 患者は帰宅する際には成人の責任を取れる規定の人物に同行してもらい，かつ家でも一緒に過ごしてもらうこと。

（Korttila K : Recovery period and discharge, Outpatient Anesthesia. Edited by White PF. New York, Churchill Livingstone, 1990, p 369 より改変引用）

表6 Wetchlerの日帰り麻酔後の安全な帰宅のためのガイドライン

1) バイタルサインが安定している
  このバイタルサインには，体温，心拍数，呼吸数，血圧などが取れるならば含まれる。そしてこれらバイタルサインが，30分以上の期間安定していて，患者年齢や術前値と合致している必要がある。
2) 嚥下することが可能で，咳嗽反射が回復していること
  患者は飲水可能であり，咳き込めることを示さなくてはならない。
3) 歩行可能である
  患者は，年齢と発達段階に応じて座ったり，立ち上がったり，歩いたりする行動が可能であることを示すこと。
4) 悪心・嘔吐そしてめまいが最小限であること
  a) 最小限の悪心とは，悪心がまったくないかあったとしても，飲水することが可能であること。
  b) 最低限の嘔吐とは，嘔吐がないかもし存在しても治療を必要としない段階であること。嘔吐の治療を施されてもその後飲水可能になればよい。
  c) 最小限のめまいとは，めまいがまったくないか，あったとしても座ることが可能で，年齢に即した行動をすることが可能であることを指す。
5) 呼吸抑制がない状態とは，患者にいびきや気道閉塞，狭窄症状がなく，呼吸運動異常やクループ様咳がないことをいう。
6) 覚醒していてオリエンテーションがついている状態とは，患者が周囲のことを認識しており，何が起きたのか理解しており，帰宅することに興味があることをいう。

（Wetchler BV : Problem solving in the postanesthesia care unit, Anesthesia for Ambulatory Surgery. Edited by Wetchler BV. Philadelphia, JB Lippincott. 1990, p 375 より改変引用）

れが日帰り麻酔患者の場合には，麻酔から覚醒し，歩行や飲水そして排尿ができる状態になるとすぐに帰宅するわけで，術後の夜でも看護婦スタッフや外科系主治医に観察されチェックされる入院患者とは状況がそもそも異なるのだ．したがって，日帰り麻酔患者の帰宅基準というものは極めて重要なものであり，印刷された形として医療サイドばかりでなくて，担当の医師から解説を受けた形で，患者本人も携行している必要がある．

　PACU II すなわち帰宅準備室から，実際に帰宅，退院するための基準の例を表5[5]と表6[6]に示す．いかなるスコアリングシステムでも，有用なものであるためには，実践的で単純で簡単に覚えられ，かつあらゆる臨床場面の日帰り麻酔後の状況に適応できなくてはならない．その点で，Aldreteスコアリングシステムは，麻酔科医に歴史的に馴染みの深いアプガースコアに類似のコンセプトでまったく同じように10点満点のスコアリング方式にしてあるので，重宝され利用されてきた．ただし，先述したようにPACU IからPACU II 帰宅準備室への移動に際しての基準のスコアリングシステムであるので，そのままでは帰宅基準には使えない．そこで，Chungら[7]は1991年に表7のようなpost-anesthesia discharge scoring system（PADSS）と通称される点数化基準を作成した．このPADSS点数システムを用いることで，日帰り麻酔患者の帰宅基準を，単純ではあるが汎用的に評価できるようになった．

　またこのPADSSを使うことにより，何度も同じ観察を要点のみ繰り返すようになることから，患者観察力の向上や日帰り麻酔後の適切な経過観察滞在時間を決定し，看護スタッフの患者当たりにかける時間減少を可能とし，看護の質は向上し，また同時に無駄のない看護により早期の帰宅が実現したという[8]．ほとんどの患者は，手術終了後1〜2時間以内に帰宅するが，遅れるときの原因は痛み，悪心・嘔吐，低血圧，めまいまたは不安定な歩行と関連しているという[8]．また帰宅の遅れは，付添人の遅延でもよく起こるという[8]．

1. 経口飲水可能か否かが重要か？

　帰宅前に，経口飲水が可能かどうかを帰宅基準にするべきかどうかはいまだに議論が尽きない．Schreinerら[9]はPhiladelphia小児病院で6,000例以上の症例について，帰宅前の経口飲水を条件としなかった．その結果，わずかに3例が嘔吐のために入院が必要となり，1例が嘔吐と脱水のため帰宅後再入院となったのみであったという．彼らは，この研究の前は，経口飲水を必要基準としたために，逆に嘔吐発生率を増加させて入院率が上がったとしている．そして，この6,000症例の結果より，帰宅基準に経口飲水を条件とする必要はないと結論付けている．

2. 帰宅前に排尿は必須基準か？

　成人日帰り麻酔患者で帰宅の基準に排尿が入っているべきかどうか，いまだに結論は出ていない．日帰り麻酔後の排尿困難には，反射性尿道スパスム，痛みによる膀胱括約筋反射の抑制，膀胱支配自律神経系の不均衡などさまざまな因子が絡んでいる．その結果，術後すぐに排尿することの困難は想像を絶する．脊椎麻酔後4時間たっても排尿できなかっ

た患者に膀胱カテーテルが挿入されたが，彼らのうち誰一人として術後の腎機能に問題が生じたものはいなかったという[10]。この排尿問題を必須基準としなかったものが，前回までに出た表7の帰宅基準を改変した基準である（表8）[11]。

表7のPADSSと比べて経口摂取と排尿の項がなくなっているのがこの表8の基準の特徴であり，Chung[11]によるとこの結果20％の患者が表7の基準よりも早く帰宅可能となり，帰宅後の問題は特に増えないという。

3. 局所麻酔後の帰宅基準

局所麻酔を施行された日帰り手術患者の帰宅基準は，当然のことながら全身麻酔の基準を満たしていなければならない。硬膜外麻酔や脊椎麻酔を受けた患者が，いつ頃になったら動き回って安全といえるのか？　いろいろな考え方がある。ただし，最も論理的で筋が通った基準は，トイレに介助なしで歩いていけて，排尿ができるというものだ。これらの2つの行為が可能であるということは，患者の運動神経機能と自律神経機能が回復してきていることを示しており，可能であれば帰宅して問題ない。脊椎麻酔患者は，また同時に脊椎麻酔後の頭痛のこともしっかりと警告，指示を受けておく必要がある。

表7　Post-anesthesia discharge scoring system（PADSS）

バイタルサイン
　2＝術前値の20％以内の変動
　1＝術前値の20％から40％の変動
　0＝術前値の40％以上の変動

意識と歩行
　2＝名前，場所，時間の認識ができ，かつ歩行がしっかりしている
　1＝名前，場所，時間の認識ができるか，または歩行がしっかりしている
　0＝いずれもできない

疼痛と悪心・嘔吐
　2＝ほとんどない
　1＝軽度
　0＝強い

出血
　2＝ほとんどない
　1＝軽度
　0＝多い

経口摂取と排尿
　2＝飲水と排尿が可能
　1＝飲水または排尿が可能
　0＝できない

　満点は10点で，帰宅には9点か10点が必要
　（Chung F, Ong D, Seyone, C, et al : PADS : A discriminative discharge index for ambulatory surgery. Anesthesiology 75 : A1105, 1991 より改変引用）

表8 Post-anesthesia discharge scoring system（PADSS）改訂版
　　　Modified post-anesthesia discharge scoring system（MPADSS）

バイタルサイン
　2＝術前値の20％以内の変動
　1＝術前値の20％から40％の変動
　0＝術前値の40％以上の変動

移動
　2＝めまいがなく，しっかりした歩行
　1＝介助があれば歩行可能
　0＝歩行不可能・またはめまいあり

悪心・嘔吐
　2＝ほとんどない
　1＝軽度
　0＝強い

疼痛
　2＝ほとんどない
　1＝軽度
　0＝強い

手術部位からの出血
　2＝ほとんどない
　1＝軽度
　0＝多い

満点は10点で，帰宅には9点か10点が必要
〔Chung F : Are discharge criteria changing? J Clin Anesth 5（Suppl 1）: 64S, 1993 より改変引用〕

　腋窩神経ブロックなどの大量の局所麻酔薬を使用するブロックを受けた患者も，中枢神経系が間接的に吸収された局所麻酔によっても影響を受けることを認識していなくてはならない。例えば，腋窩神経ブロックを受けた患者の姿勢の安定性は，約40分後にならないとほぼ完全には回復しない。そして，局所麻酔後の患者も全員，全身麻酔後に準じた帰宅後指示書を手渡され，熟読するように指示されなくてはならない。

4. 悪性高熱（malignant hyperthermia；MH）素因をもつ患者に日帰り麻酔は可能か？

　285人のMH素因が予測または証明されている患者に対して，日帰り手術が問題なければ同日中に帰宅させても，帰宅後MHの発症は見られなかったという報告がある[12]。すなわち，MHをトリガーしない麻酔薬の導入や管理方法の発達により，現在のところ術後回復室において4時間をモニター下で過ごして，問題なければ帰宅しても何も起こらないとされている。

5. 帰宅後指示と「街をいつ歩いてよいか？」

　文書化されたわかりやすい，帰宅後指示書は本人および術後介助人，また一緒に過ごし

表9　日帰り外科手術後患者の術後の一般的指示

1) 術後の活動について
   ① 今日は休養すること
   ② 外科手術・検査後につき，めまいや眠気を感ずる可能性がある
   ③ これから24時間は，アルコール摂取はしないこと，車の運転もしないこと，重要な個人的なまたは仕事上の決定はしないこと
   ④ 活動許容範囲については，特定の手術，検査後の指示書を見ること
2) 術後の食事について
   ① 悪心・嘔吐がなく耐えられるように摂取すること
3) 術後の薬物服用について
   ① 術前に投薬されていたものは術後も主治医により速やかに再開される
   ② 軽度の痛みがあるのはまれなことではないので，アセトアミノフェンか類似の非アスピリン系鎮痛薬を術後に摂取すること
   ③ その他の痛み止めの処方は術後に主治医から出されるので，指示どおりに服用すること
4) 緊急の場合：主治医に即座に電話すること！
   例えば，こんな問題が起きたらすぐに連絡すべし；
   　排尿困難
   　悪心・嘔吐の持続
   　出血が止まらない
   　普通でない痛み
   　発熱
   　創部発赤・腫脹または排膿
   　主治医に連絡がつかないときには，当院の救急外来に電話連絡または来院すること

表10　腹腔鏡的処置を受けた患者のための帰宅後指示

1) 立ち上がったり耐えられる程度に歩き回ってもよいが，24時間は過度の負荷となる運動や活動は控えること。
2) 術後翌日はシャワーや入浴してもよい。
3) 1～2日間は微量な出血が続く場合もある。
4) 腹部不快感，筋肉痛，咽頭痛，かつ/または肩峰痛などが観察されることがあるが，これらは通常の麻酔または手技に伴うものであり，1～2日間で軽快する。
5) 痛みに対しては，処方された薬物であるアセトアミノフェンを服用すること。
6) 痛みがどんどんひどくなってくるようであったり，出血が多いと考えられた場合や発熱やふるえがあった場合には，安静にして主治医を呼ぶこと。もしもそれが駄目であったら救急外来へかけつけること。
7) 創部絆創膏は，1～2日の間に取り除いてよい。取り外すべき縫い目はないので7～10日の間にひとりでに糸が外れてしまう。
8) 術後1～2日に見られる腟出血または分泌物には生理用タンポンの代わりにパッドを必要であれば装着すること。
9) 1～2週間後または快適であれば性交を再開してよいが，これ以外の場合には主治医の指示に従うこと。
10) 可能であれば2日後には仕事に戻ってかまわないが，問題があれば主治医の指示に従うこと。
11) 何か気になることや問題がある場合には，すぐに主治医に相談するか近くの救急外来を受診すること。
12) 主治医に術後フォローアップのための予約をすること。

てくれる方へ手渡されて，よく説明をされなければならない．表9に，一般的な外科手術を日帰り麻酔下に行った後の，帰宅後の指示書の例を示した．残念ながら優れた脳神経運動テストやドライビングシミュレータが存在したとしても，臨床現場では大げさ過ぎて参加しようという気になれなかったり，使えないことが多くて，どうしてもスコアリングを中心とした，臨床密着型の「基準テスト」をクリアした時点で，帰宅を認める体制になっている．これらは当然のことながら，特異的な検査や手術などを行った場合にはそれらの個々の帰宅後指示が存在する．例えば，腹腔鏡下検査・手術を受けた場合は，表10を，それに対して乳房生検を受けた後の指示は，表11に挙げた．さらに表12には，膝・足関節の関節鏡をした後での帰宅後守ってほしいことなどをまとめた．街を歩き回ったり，自動車を運転したりすることが可能になるのは，これらの表9〜12にも書かれているように，ほとんどが24時間後ということになっており，場合によっては遷延する悪心によって48時間後にしか運転ができなかったという例もあるという．

表11 乳房生検を行った患者のための検査後指示

1) 起立，歩行可能であるが，24時間以内の激しい活動は避けること．
2) シャワーを浴びてもよいが，包交部を濡らさないようにすること．濡らしたスポンジで清拭してよい．48時間後には最初の大きな包帯を外してよいが，その後は柔らかい保護ブラを身に付けること．
3) 乳房部分や腋窩部分に不快感が出てくるかもしれないが，その場合には処方された薬を服用するか，アセトアミノフェン錠剤を必要なら3〜4時間ごとに1〜2錠服用すること．
4) 硬直を防ぐために生検側の指や腕を動かすこと．
5) 48時間後には仕事に復帰できるであろうけれど，そうでない場合には主治医に相談のこと．
6) 生検の結果を聞いたり，フォローアップのために主治医と面談の約束をすべく電話予約すること．
7) 何か気になることや問題があるとき，そして主治医に連絡がつかないときには，最も近接の救急外来へ戻ること．

表12 膝または足関節鏡を行った患者への検査後指示

1) 耐えられるのであれば起立して，全体重をかけての歩行を行ってよいが，そうでなければ，主治医の指示に従うこと．
2) 張筋包帯は，少なくとも24時間は巻いておくこと．きつすぎるときには，緩めること．1週間は緩めたままでよいから，張筋包帯は巻いたままに残しておく．
3) 48時間後には，シャワーを浴びてよいし，術後のチェックアップ後には泳いでもよいが，特別な場合には主治医の指示に従うこと．
4) 縫合線は，絆創膏により覆われているが，ステリストリップは自然にはがれるので，取り除いてはいけない．ステリストリップは，縫っていない場合に使われている．絆創膏は，シャワーを浴びるごとに交換するとよい．
5) 不快感があったり，痛みを最小にするためには指示どおりに痛み止めを服用すること．薬を飲むときには，アルコール飲料を飲まないことと，空腹時の痛み止め服用も避けること．
6) 検査した脚に腫れが見られたら，休ませて挙上すること．
7) 異常な腫脹，出血，変色が見られたら，すぐに主治医に連絡すること．もし連絡がつかないときには，救急外来に戻ること．
8) 電話にて検査の明後日に医師の診察を受ける予約を取ること．検査結果の説明や，通常7〜10日後の抜糸の指示などもある．

参考文献

1) Moller JT, Johannessen NW, Espersen K, et al : Randomized evaluation of pulse oximetry in 20,802 patients. II. Perioperative events and postoperative complications. Anesthesiology 78 : 445, 1993
2) Korttila K : Recovery and driving after brief anaesthesia. Anaesthetist 30 : 377, 1992
4) Aldrete JA, Kroulik D : A postanesthetic recovery score. Anesth Analg 49 : 924, 1970
5) Korttila K : Recovery period and discharge, Outpatient Anesthesia. Edited by White PF. New York, Churchill Livingstone, 1990, p 369
6) Wetchler BV : Problem solving in the postanesthesia care unit, Anesthesia for Ambulatory Surgery. Edited by Wetchler BV. Philadelphia, JB Lippincott. 1990, p 375
7) Chung F, Ong D, Seyone C, et al : PADS : A discriminative discharge index for ambulatory surgery. Anesthesiology 75 : A1105, 1991
8) Chung F : Recovery pattern and home-readiness after ambulatory surgery. Anesth Analg 80 : 896, 1995
9) Schreiner MS, Nicholson SC, Martin T, et al : Should children drink before discharge from day-surgery? Anesthesiology 76 : 528, 1992
10) Kallar SK, Chung F : Practical application of postanesthetic discharge scoring system : PADS. Anesthesiology 77: A12, 1992
11) Chung F : Are discharge criteria changing? J Clin Anesth 5（Suppl. 1） : 64S, 1993
12) Yentis SM, Levine MF, Hartley EJ : Should all children with suspected or confirmed malignant hyperthermia susceptibility be admitted after surgery? A 10-year review. Anesth Analg 75 : 345, 1992

第6章 帰宅までの看護ケア

I. 日帰り手術担当看護婦を取り巻く環境

　　　国民医療費の高騰を抑制するための日本版診断群別包括払い方式（diagnosis related groups/prospective payment system；DRG/PPS）への移行[1]をまじかに控え，多くの医療機関が日帰り手術や短期滞在型手術への移行を視野に入れている。アメリカにおいては，全手術のうち，約70％が日帰り手術で行われており，その急速な拡大の背景には強力なシステム導入があると思われる。実際に欧米では，outpatient surgical centerと呼ばれる日帰り手術を行う医療機関の周囲に衛星的に後方ベッドの性格をもつrecovery care centerが点在しており，「退院は完全に治癒してから」という概念を変化させている。日本においては，このようなシステムや病院と自宅の中間に存在する医療機関が現在の医療制度のもとで早急に拡大するとは思えず，「病院か自宅か」というall or none的な状況下で短期滞在型手術が行われようとしている。

　一方，患者の関心は，高額で質の良い医療から，自己管理への医療へと徐々に変化している。すなわち，地域差はあるものの，患者自身が自分にとって適切な医療とは何かという選択肢を求める時代に突入しようとしている。患者や家族にとって，日常生活が急激に変化をする入院治療より個々の日常生活の延長線上での治療を望むのは明白であり，患者のquality of lifeからも新しい医療の形態が要求される。一方では，日帰り手術に関して，患者が実際得ている情報は極めて少なく，日帰り手術専門看護婦や麻酔科医が関与しない外来小手術と同義語として捉えている面がある。このことが，ある面では入院治療よりも高度なシステムや技術が要求される日帰り手術の専門性への理解の障壁となっている。

II. 誰が日帰り手術専門看護婦となりえるか？

　このような背景の中で日帰り手術に携わる看護婦の役割は大きく，日帰り手術に関するあらゆる情報を調整し，患者に対し教育・帰宅支援を行わなくてはならない。また，手術室や事務会計など関連部門との調整を行うなど，前述のごとく，専門看護婦は，入院治療に携わる看護婦よりもある面では高度の技術が要求され，それゆえ日帰り手術に携わる専門看護婦は特別にケアコーディネータと呼ばれる。

　ケアコーディネータは，医師により手術の方向性が決定した時点から帰宅までを一貫してトータルに看護する必要性があり，外科系の専門的知識と技術が要求される。また，ケアコーディネータは外来業務，病棟業務に精通していなくてはならない。今後，日帰り手術専門医療施設において，専門教育がなされる場合にも外来・病棟での経験を有するスタッフが教育することが望ましい。

III. 看護ケアの実際

1. 看護ケアに際してのクリティカルパスの作成と導入

　日本版DRG/PPSの導入に伴う大きな変革の中で，クリティカルパスが注目されている。クリティカルパスは，元来，製油産業やロケット開発過程で用いられた一種の生産管理技法を医療用に応用した管理技法[2]である。クリティカルパスは，「ある疾患の診療を行うにあたり，各医療機関においてほとんどの患者がたどるであろう臨床経過と診療行為の内容について，医師，看護婦を中心に関係者間で合意をして診療の計画をたて，その計画に従って診療を行い，そして評価するシステム」と定義[3]され，日本では主に看護婦主導で導入・作成されていることが多い。加えて，クリティカルパスの導入は，医療費節減，入院期間の短縮などの問題の解決だけでなく，バリアンスの分析によっては，チーム医療の中での看護ケア供給システムの問題点を抽出し，医療行為に還元させるための手段としても有効である。

　日帰り手術における患者は，入院患者に比べ，低リスクの患者が大半を占め，術式および診療行為上のバリアンスが小さく，また，その共通点も多いという特徴からも問題指向型システム（problem oriented system；POS）や経時的変化の中で問題を捉えるフォーカスチャーティングよりもクリティカルパスを選択する方が有効である。

　クリティカルパスの作成には，患者管理に携わるすべての関係者の合意が必要となり，作成までに時間を要する。日帰り手術用クリティカルパスは，通常，医師やケアコーディネータが使用する診療用（図1）と患者や家族に配布される患者用クリティカルパスの2種類が作成される（図2）。

　また，記録に関しては，クリティカルパス専用の看護用ワークシートを作成する必要がある（図3）。

日帰り手術施行患者のguide post

	初診外来	手術前週 再診外来にて診察	手術前日 金曜日外来	当日	翌日
患者	診察 検査（血算、生化学） 入室予約		入浴 禁飲食 呼吸訓練 （深呼吸・呼吸訓練器）	8:00　センター入室 　　　術前処置　前投薬 9:00　手術室入室 　　　家族面会 　　　帰棟　呼吸訓練 　　　回復　最終外科回診 15:30　創部包帯交換 16:00　帰宅許可　服薬指導 　　　会計支払い　帰宅	
外科系医師	診察	診察 手術適応決定 手術予約 入室時指示		9:30　家族に手術経過説明 10:30　手術記録記載 11:00　包帯交換 15:30	
麻酔科医師		術前診察 手術麻酔適応決定 週間手術予定決定		9:00　手術 　　　静脈路確保、麻酔 　　　回復室にて観察 15:45　最終麻酔科回診 16:00　帰宅決定	
看護婦 コーディネータ		術前オリエンテーション 入室案内 抗生剤皮内反応 剃毛	点滴, 内服薬の 確認	8:00　入室　センター入室案内 8:15　手術室看護婦術前回診 　　　術前処置 9:00　バイタルサインの測定 　　　術前チェックリスト完成→出棟 　　　手術室看護婦に患者情報の伝達 11:00　術後ケア, 観察→オリエンテーション 16:15　帰宅後チェックリスト完成 　　　帰宅後オリエンテーション, 帰宅指導 17:00　夜間管理婦長に患者情報の伝達	術後電話 訪問
薬剤部		入室時点滴, 内服処方箋 処理	点滴・内服薬の 払い出し	16:00　服薬指導	
医事課		入室予約		8:00　入室手続き 16:00　会計処理	

図1　医療者用クリティカルパス
時間軸にそって各担当者別のクリティカルパスが決定される。

日帰り手術スケジュール表　　　　　　　　　　　　　　　様　あなたの担当は、外科医

	初診外来 （　月　日）	再診外来 （　月　日）	手術前日 （　月　日）	8:00	8:15	9:00
行動	受診	受診 検査結果を聞き、手術をするかどうか決定する 日帰り手術の予約 入院予約	フリー 過度な運動は避ける	受付	センター入室 手術室担当看護婦紹介と面接	手術室へ
治療・処置						手術 ── 麻酔 （全身・脊椎）
検査	採血 レントゲン 心電図 呼吸機能検査			手術前の 血圧、脈拍、 体温をはかる		
内服・注射		抗生物質テスト （皮下注射）		点滴 ── 筋肉注射		
安静度				歩行 ──→		移送用 ベットに移る
栄養・食事			21:00〜食べ物・飲み物をとらない ──→			
排泄				術前トイレ		
観察・ケア		診察 看護婦担当者が決まります		病棟内 オリエンテーション		
清潔		剃毛	入浴・剃毛			
安全・安楽				ナースコール確認	看護婦同行	
訓練 指導		日帰り手術の説明 呼吸訓練 （呼吸訓練の器械を貸し出します）				
ご家族の行動				病棟内 オリエンテーション	待合室 院内自由行動	
書類	日帰り手術 パンフレット	患者さん用 スケジュール表		手術・麻酔承諾書		

図2　患者用クリティカルパス
　術前オリエンテーション時にクリティカルパスを用い説明する。

_____ 麻酔科医 _____ ケアコーディネータ _____ です。

	当日 （　　月　　日）						翌日	外来 （　　月　　日）
	11:00	13:00	14:00	15:30	16:00	17:00		
	手術室 から 病室へ	センター内 →→→→→→→→→→→→→→→		最後の 外科診察	最後の 麻酔科診察 →帰宅決定	帰宅		診察
	→→			包帯交換　点滴抜去				きずの消毒 包帯交換
	→→→→→→→→→→→→→→→→→→→→→→→→→→→→→→→						抗生剤 鎮痛薬	
	ベッド上 →→→→		歩行可 →→→→→→→→→→→→→					
		飲み物可 →→→→→→→→→→→→→→→→→→→						
		（　：　～）	食事可 →→→→→→→→→→→→→→→					
			（　：　～）					
			トイレ可					
	●定期的に血圧、脈拍、呼吸の状態、体温を計測します。●							
								シャワー （　　月　　日～） 入浴 （　　月　　日～）
	ベッドリクライニング可　トイレ歩行　介護者同伴							
	呼吸訓練 （深呼吸・痰を 出す訓練）				帰宅指導 服薬指導		電話訪問	
	外科医からの 手術説明 面会　患者さんとともに過ごしてもかまいません				会計 帰宅手続き	帰宅		
					帰宅 パンフレット			

_____ 病院日帰り手術センター　麻酔科　03－○△□－×△□◎（代表）

64　第6章　帰宅までの看護ケア

日帰り手術患者看護記録

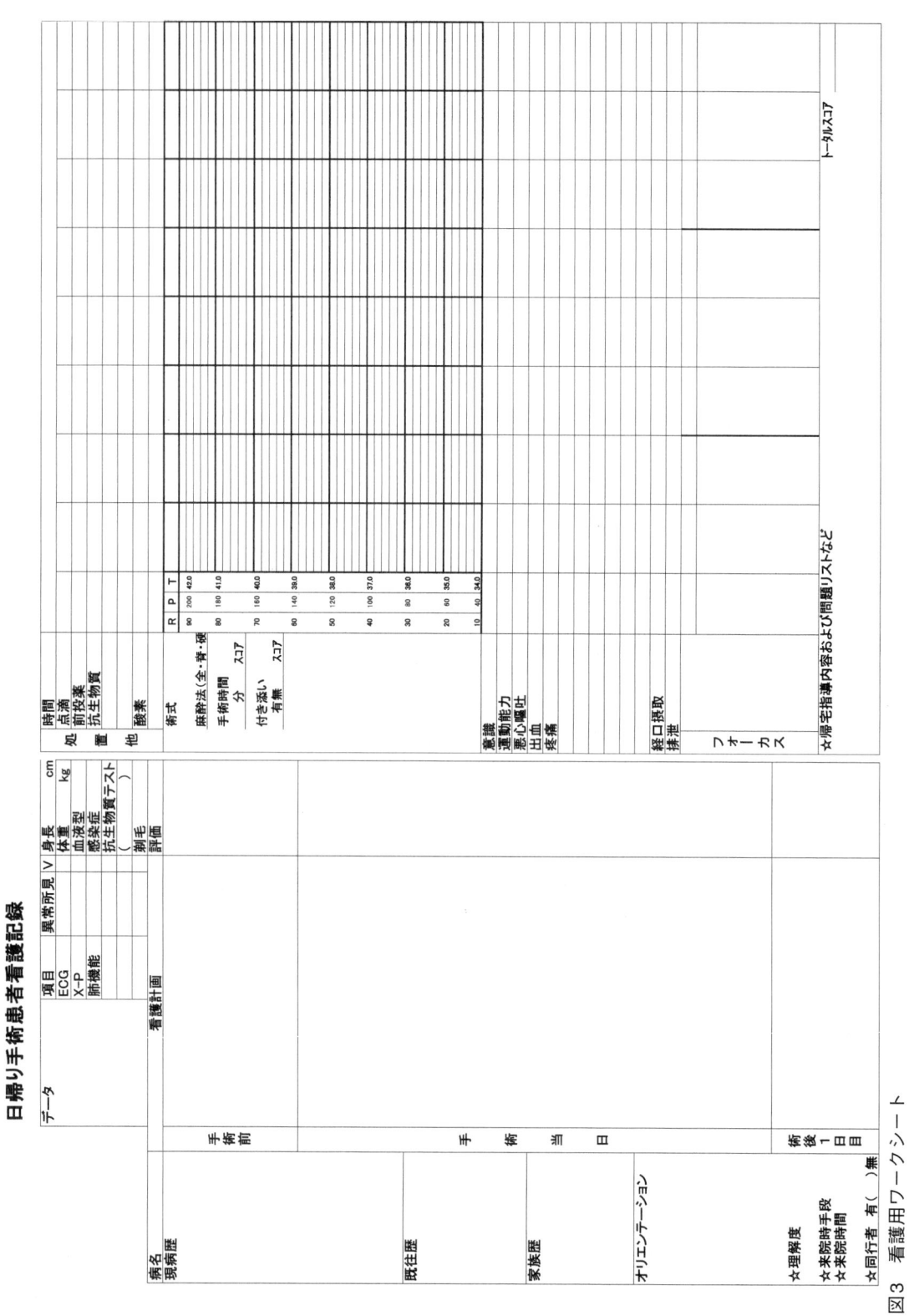

データ	項目	異常所見	✓
	ECG		
	X-P		
	肺機能		

			cm
	身長		
	体重		kg
	血液型		
	感染症		
	抗生物質テスト（　　）		
	剃毛		
	評価		

手術前

看護計画

手術当日

処置	時間								
	点滴								
	前投薬								
	抗生物質								
他	酸素								

術式
麻酔法（全・脊・硬）
手術時間　　分　スコア
付き添い
有無　　スコア

	R	P	T
	90	200	42.0
	80	180	41.0
	70	160	40.0
	60	140	39.0
	50	120	38.0
	40	100	37.0
	30	80	36.0
	20	60	35.0
	10	40	34.0

意識
運動能力
悪心嘔吐
出血
疼痛

経口摂取
排泄
ファーカス

トータルスコア

☆帰宅時指導内容および問題リストなど

術後1日目

オリエンテーション

病名
現病歴

既往歴

家族歴

☆理解度
☆来院時手段
☆来院時間
☆同行者　有（　）無

図3　看護用ワークシート

患者情報を短時間で得るために術前患者情報，術中経過情報および術後経過観察表の3部から構成される。

2. 手術当日までの看護ケア

　患者は，通常，初診（日帰り手術の紹介および術前一般検査）→再診（外科医および麻酔科医による日帰り手術の決定およびインフォームドコンセント施行）→手術当日入院→手術→病棟帰棟→帰宅という過程を通る。また，アメリカにおける多くの施設のように麻酔科医の術前診察が手術当日に行われる場合もあり，その場合はケアコーディネータが術前患者情報の詳細を麻酔科医に伝える必要がある。ここでは主に前者のシステムでの看護ケアを扱う。

1）外来での看護ケア

　外科担当医および麻酔科医から日帰り手術の決定が下された時点からケアコーディネータの業務が始まる。

a）準備する書類

　患者の日帰り手術の決定がなされたら以下の書類を用意することが望ましい。

①日帰り手術患者専用カルテ
②看護用ワークシート
③患者配布用日帰り手術パンフレット
④患者配布用クリティカルパス

b）術前検査などの予約確認

　再診時に術前追加検査がある場合は，その手配および検査場所の説明などを行う。また，抗生物質の皮内反応を確認する。

c）術前オリエンテーションの施行

　術前オリエンテーション時には，患者配布用クリティカルパスが作成されていることが望ましい。手術当日に順序よくクリティカルパスどおりにことが運ぶことは，患者に期待以上の安心感を与えるからである。オリエンテーションは，口頭で行う方法，スライドやビデオを用いて行う方法やクリティカルパスを用いて行う方法などがあるが，スライドやビデオは日帰り手術のイメージを与えるにとどめておき，患者用クリティカルパスを用いて詳細の説明を行う方が患者の理解をより得られる。術前オリエンテーションの中では，疾患治療の目的，出棟までの流れ（禁飲食，排泄，前投薬，静脈路の確保など）とその目的，麻酔方法，手術方法，合併症，手術後の経過などについて説明する。特に患者は痛みや出血に関しての心配が多いので鎮痛薬の効果や使用方法，効果時間について説明を行うとともに術後の出血に関して概説する。

　喫煙者の場合は，患者，家族に積極的に禁煙指導を行う。禁煙の効果が日帰り手術へどのような影響をもたらすかを説明するとともに，非喫煙者に対しても術後の無気肺予防や肺機能の早期回復を期待してインセンティブ・スパイロメトリ法を用いた器具〔トリフローII®（日本シャーウッド），インスピレックス®（小林メディカル）など〕を貸し出し，自宅にて術前呼吸訓練を行わせることも有用性がある。患者が小児の場合，マスクなどを貸し出すのも患児の恐怖感を軽減させる効果があり，有効である。また，患者だけでなく，家族にも同様に待機場所や事務手続きを含む術前から術後までのスケジュールを説明す

る。術前の禁飲食や入浴などの注意事項を説明し，その重要性に関して家族に再度確認を取ることも重要である。説明を終了した後，希望者には回復室や手術室前景などの施設を見学させ，治療環境に対する違和感を軽減させることも有効である。

　d) 病態面以外の基礎情報収集

　患者の病態面や全身状態をより重視する医師とは違い，ケアコーディネータは，患者自身の側面や患者を取り巻く環境にも注意を払わなくてはならない。日帰り手術適応の決定にあたり，医師へのこれらの情報の提供を行う必要性がある。通常の入院患者と違い，帰宅後に患者自身あるいは，患者の家族が看護者となる日帰り手術適応患者に関しては，これらの情報を捉えることは必須であり，共有情報としてワークシートに記載をしておく必要がある。また，アメリカでは日帰り手術患者の9％が自分自身の運転にて帰宅し，30％が12時間以内に運転を行い，また，6％が術後24時間以内にアルコールを飲用するとされており[4]，社会生活面，自己管理能力を評価し，患者の性格や嗜好などにも注意を払う必要がある。また，帰宅後の緊急時に備え，患者の自宅から医療機関までの交通手段，所要時間などを確認することも重要である。

　e) インフォームドコンセントの確認の重要性

　通常の日帰り手術の術前外来診察では，再診時に外科医および麻酔科医により日帰り手術の詳細な説明およびインフォームドコンセントが行われる。患者自身および家族が看護者となる日帰り手術の特殊性からも，十分なインフォームドコンセントが行われなくてはならない。長尾ら[5]のアンケート調査では医師からの十分なインフォームドコンセントの施行により日帰り手術の理解，不安の排除が得られる。しかしながら，日帰り手術全般の説明については，医師よりもケアコーディネータからの説明の方がよく理解されることが多く，ケアコーディネータは，患者が抱いている疑問や問題点を引き出し，具体化することにより解決し，患者へのインフォームドコンセントを支える重要な任務を担っている。さらに日帰り手術の利点同様，セルフケアの必要性とそれに伴うリスクについての説明および教育も十分行わなくてはならない。そのうえで患者，家族の日帰り手術への同意を再確認する必要性がある。これらのインフォームドコンセントの確認は通常，医師の診察後の術前オリエンテーション時に行われる。

　f) 緊急連絡先の説明

　外来再診時に患者が感冒症状を呈している場合や急用のために日帰り手術が施行困難になった場合に備えて，術前オリエンテーション時に医療側の担当者（主にはケアコーディネータ）を明確にしておくとともに緊急連絡先を伝え電話相談に応じることを説明する。

　g) 記　録

　以上の項目に関して，ケアコーディネータは日帰り手術患者専用看護記録（看護用ワークシート）に記載をする。1枚のワークシートの基本的デザインは，患者情報を短時間で得るために術前患者情報，術中経過および術後経過観察表の3部から構成されることが多い。ワークシートが複写式の施設内指示表や処方箋として活用されている場合もある。この場合は，①患者への指示の確認が即座に可能，②他の部門への指示のミスが少なくなる，

③帰宅時の会計が円滑に行える，など利点が多い．

ワークシートの主要な記載項目は以下のとおりである．

①術前患者情報

患者データベースの記載（現病歴，既往歴，家族歴，血液型，アレルギー反応など）

患者検査結果（異常値）

オリエンテーション後の患者の反応，理解度

患者の家族構成，自立度，嗜好など

術前看護計画と評価

②術中経過

手術時診断名，術式，麻酔方法

術中発生した問題点の記載

手術時間，麻酔時間

輸液量，出血量など

③術後経過観察表

バイタルサイン，患者症状や経口摂取開始，歩行開始，尿排出などを経時的に記載する

術後投与薬物，術後輸液など

スコアリングを使用している場合はスコア点数

特別な帰宅指導内容および問題リスト

2）手術当日の看護ケア

a）準備する書類

手術当日には，以下の書類を用意することが望ましい．

①日帰り手術患者専用カルテ

②術前チェックリスト

③帰宅チェックリスト

④帰宅後の注意点を記載した帰宅指導文書

⑤看護用ワークシート

⑥医療者用クリティカルパス

b）手術当日の術前におけるケアコーディネータの看護ケア

以下の事項を行う．

A．前投薬や診察，術前処置のために手術開始の1時間から1時間半前に来院させることが多い．

B．ケアコーディネータ（特別にregistered nurseとも呼ばれる）は，すべての日帰り手術患者を日帰り手術専用病棟もしくはセンターまで入室させる責任がある．

C．入室時にワークシートへ患者の日時，到着時刻を記載する．

D．患者および家族の確認を取り，患者認識票（リストバンド）を手か足に付ける．この際，必ず患者自身に名前を確認する．また，リストバンドおよびワークシートの科名，主治医名，血液型を確認する．

E．患者の身体的制限がないかどうかを確認する．身体的制限とは，眼鏡使用の有無，補聴器使用の有無や麻痺による支持器使用の有無などである．
　F．手術，麻酔承諾書の署名を確認する．
　G．術前に患者と面接しないシステムの場合（コーディネータとregistered nurseが違う場合）は，術前診断，術式や既往歴などの記載が十分なされているか，アレルギーの有無や最近の投薬内容をチェックする．
　H．血圧，心拍数，呼吸数，体温などをチェックした後，感冒症状があるかどうかの問診を行う．
　I．術前チェックリストを用いて再確認する．チェックリストで異常がある場合は外科医，麻酔科医に報告し判断を求める．
　J．チェックリストが完成できていない場合は手術室へ搬送してはならない．
　術前チェックリストの内容で重要なことは以下のとおりである．
　①禁飲食が守られているか（飲み物の種類，量，摂取時刻など）
　②自宅まで介護する家族が来院しているか，もしくは，来院予定であるかどうか
　③術前状態に変化がないか（バイタルサイン，体温，感冒症状など）
　④術前に予定手術部位以外に痛みを感じる部位はないか
　⑤手術予定部位の痛みはないか，痛みがある場合，鎮痛薬の投与の必要性があるくらい痛みがあるか
　⑥患者の貴重品や義歯，指輪などの保管の確認
　K．前投薬の指示があるならば，前投薬を投与する．
　L．手術室に患者が出棟することを伝え，患者を搬送用ストレッチャーに移動させる．
　M．家族の取り扱いについては以下のとおりとする．術前，日帰り専用病棟が混雑している場合は患者1人につき家族は2人まで入室可能とする．患者が1人でいることを望んでいる場合以外，家族は手術室出棟直前まで患者に付き添うことを許可する．家族に患者出棟後の待機場所を示し手術後に面会できることを説明する．
　N．患者が予定来院時間に到着しなかった場合，ケアコーディネータは，手術室，麻酔科医，外科医に患者が到着していないことを伝える必要がある．日帰り手術では，時間がシステムを支える柱となるため患者の到着が遅れた場合，中止も考慮する．外科医により中止の決定がなされた場合，手術室，麻酔科医など関連部署に連絡を取る．また，病棟事務者を通じ患者の自宅へも連絡を取る必要がある．
　c）日帰り手術専用病棟に必要な物品
　ケアコーディネータは，日帰り手術患者の管理を円滑に行うために以下の物品の確認を行う．
　①ベッド（リクライニング可能のものがよい）
　②鼻カニューレや酸素マスクなど
　③エアウェイやアンビューバックなど．また，数種類のマスクやバイトブロックなど挿管道具一式

④吸引装置と吸引管

⑤パルスオキシメータ

⑥血圧計

⑦心電図

⑧麻薬や鎮静薬に対する拮抗薬

⑨緊急薬剤

　d）術中の看護ケア

多くの場合，定時手術に準じる。通常は，低リスク患者に対して，短時間，低侵襲の手術が施行されることが多いため，問題がない場合が大部分であるが，低体温には注意する必要がある。尿道カテーテルは手術の内容によるが通常，挿入しないことが多い。

　e）術後における看護ケア

手術室看護婦から申し送りを受けた後，手術室より病棟までの移動は，ケアコーディネータを含む日帰り手術病棟看護婦により行われる。

業務内容は以下のとおりである。

　A．帰棟後は，必ず①麻酔記録表，②クリティカルパスに基づいた看護用ワークシート，③帰宅チェックリストを所持して患者の術後看護を行う。

　B．定期的に患者の状態やバイタルサインをワークシートに記載する。また，問題点の確認のため，麻酔記録表が迅速に参照できるように他の書類とともに綴じておく必要がある。

　C．看護の実際上の問題として，体位が変化した場合に患者に問題が発生しやすいことが挙げられる。臥位から坐位や坐位から立位へ体位を変えた場合，めまいや低血圧に起因する気分不快などが生じる場合が多い。この場合，回復するまでベッド上に安静とする。

　D．通常，バイタルサインを含め，総合的な回復をみる方法として Aldrete スコアや post-anesthesia discharge scoring system（PADSS）が用いられることが多い[6)7)]。

　E．帰棟2時間前後から飲水，摂食が開始される。飲水時には少量の水で，上気道反射が回復しているのを確認した後に開始させる。

　F．呼吸療法士もしくは，コーディネータにより呼吸訓練を施行する。喀痰排泄や呼吸法などの訓練を行う。

　G．バイタルサインの安定が確認できた後に立位がとれるかどうかを確認する。この際，介助者とともに行うことが重要である。歩行許可となった場合もすぐに臥位から歩行させるのではなく，少なくとも10秒間の坐位によりめまいがないことを確認した後に歩行を行わせる。初回歩行時には家族などの介護者を付き添わすのもよい。また，点滴棒につかまるようにして歩行を開始させる。トイレ歩行後は自己排尿が可能であったかを必ず確認する。

　f）帰宅直前に際しての看護ケア

　A．患者の状態が安定しており，各帰宅条件を満たすようになったならば，ケアコーディネータは，外科医，麻酔科医に各条件が満たされていることを報告し，外科医，麻酔科

医の回診に同伴する。外科医はこの時点で手術部位の包帯交換を行うことも多く，出血に対する説明を行うことも多い。患者の多くは，帰宅直前になって不安を訴えることが多いため，出血に対する不安がないかどうかを十分確認する。出血に対する不安がある場合は，医師とともに十分説明を行い不安を除去する。その後，帰宅許可を医師に確認する。

B．病棟薬剤師に帰宅許可が出たことを伝える。病棟薬剤師により服薬指導が行われる。

C．患者を着替えさせ，貴重品や義歯，眼鏡などを携帯しているかを確認する。

D．帰宅後の安静や食事方法，制限項目などを記載した帰宅指導文書（図4）を患者もしくは家族に渡し説明を行う。指導の内容としては，各科別，術式別に作成されることも多いが，共通の項目として以下の点が重要となる。

①安静度，日常生活：各科の手術によって異なる。主治医の指示を受ける。自宅で寝ている必要性はなく，痛みがコントロールできれば外出も可能なことを説明する。小児の場合は，翌日から外出可能である。

②運動：各科の手術によって異なるが，創部を伸展するような過度の運動は避ける。

③手術創部：創部保護に被覆材を使用することが多いが浸出液があっても不潔な手で触らないように指導する。腫脹が見られた場合はコーディネータに連絡をするように指導する。

④発熱：手術後2～3日間は，発熱があることを説明する。通常，38.5℃以上で坐薬の使用を考慮することが多い。

⑤入浴：手術当日は，入浴は避けられることが多い。最近は生体皮膚接着材の進歩により，入浴禁止の期間の短縮が得られ，また，抜糸が不必要であることから再診時間の短縮が得られている。

⑥服用される鎮痛薬や抗生物質などの説明：通常は，定時処方として鎮痛薬，抗生物質が出されることが多い。薬物の種類，服用方法，服用間隔と取り扱いを説明する。定時処方や追加の鎮痛薬で痛みが治まらない場合には，連絡をするように伝え，許可なしに指定以外の市販薬などの服用をしないように指導する。

E．帰宅直前には，帰宅チェックリスト（図5）により最終チェックが行われることが望ましい。チェックリスト上で患者の状態が帰宅条件を満たさなかった場合，外科医，麻酔科医に報告する必要がある。また，その際，帰宅条件を満たさなかった理由を明記し，帰宅後に予想される問題点を挙げておく。これらは，夜間緊急の問い合わせのときに重要となってくるため，誰がみても理解できるような記載方法を取るべきである。

F．チェックリストの最後には，日付，時間，各条件をチェックした責任者の署名が必要である。

G．帰宅チェックリストには，最終のバイタルサインや鎮痛状況などの事項以外に以下の条件も明記すべきであり，これらは通常，ケアコーディネータにより確認される。

①術後に新しく発生した徴候（テープかぶれなど）がないことを確認する。
②家族，患者が帰宅に不安を感じていないことを確認する。

帰宅後の注意事項

退室おめでとうございます。
帰宅後の注意事項ですのでよくお読みになり，お守りください。

1. 食事について
   ①特に制限はありませんが，暴飲，暴食はせず，消化の良いものを食べてください。
   ②痛みが強い期間にアルコールを摂取すると痛みが増強することがあります。また内服薬が出ている期間中にアルコールを摂取すると体に影響を与えたり，お薬の効果が変わることがあります。数日間は禁酒をお願いします。

2. 傷について
   ①手術後は，傷が感染しやすいので汚れた手で触らないようにしてください。
   ②お子様の場合は，尿・便により傷口が汚染されることがあります。おむつで濡れてしまった場合などは，翌日外来受診してください。
   ③傷口から出血したり，赤く腫れたり，熱をおびている場合やその他の異常にお気づきの場合は電話連絡してください。

3. 薬について
   ①抗生剤，鎮痛解熱剤（錠剤，坐薬），胃薬（錠剤），をお渡ししています。抗生剤，鎮痛解熱剤は，指定された時間，用法をお守りの上，お飲みください。
   ②痛みがおさまらない場合は，坐薬を挿入してください。

4. 発熱について
   ①手術後2～3日は，発熱することがあります。
   ②熱が出た場合は，氷枕などで様子をみてください。
   ③38.5℃以上で坐薬を挿入してください。それでも熱が下がらない場合は電話連絡してください。

5. 入浴について
   ①抜糸は手術後5日から7日後，外来にて行います。それまでは傷口を濡らさないでください。
   ②入浴は，抜糸をしてから可能になりますが，傷口に関係ないからだの部分，例えば足の傷で洗髪などはしてもかまいません。

6. 運動・学校・仕事について
   ①手術後，1週間は創口を伸展したり，圧迫するような運動は避けましょう。
   ②帰宅翌日以降，痛みが自分でコントロールできれば仕事に復帰されてかまいません。ただし，無理はしないように。
   ③お子さんの場合，帰宅翌日は休ませてください。幼稚園や保育園などへは痛みがある程度治まってからがよいでしょう。

7. 日常生活について
   ①帰宅後，自宅で寝ている必要性はありません。
     痛みがコントロールできれば，外出されて結構です。
   ②お子さんの場合，痛みがなければ翌日から外出させてもかまいません。

ご不明な点がありましたら担当医師_____，ケアコーディネータ_____にお尋ねください。

▢▢▢▢▢▢病院　日帰り手術センター麻酔科
緊急連絡先　044－○△□－×△□◎（代表）
　　　　　　日帰り手術担当者，夜間婦長まで

図4　帰宅指導文書
　必ず医療者側の緊急連絡先を明記する。

帰宅チェックリスト

氏名：＿＿＿＿＿＿＿＿＿＿　性別：□男　□女　年齢：　　歳
科名：□外科　□小児外科　□整形外科　□泌尿器科　□血管外科
　　　□その他
術式：＿＿＿＿＿＿＿＿＿＿＿＿＿＿＿＿

チェックリスト

YES	N/A		
□	□	a.	30分以上のバイタルサインの安定性（術前の20％以内）体温が安定している
□	□	b.	術後に新しい訴えや徴候が無い
□	□	c.	嘔気，嘔吐が最小限もしくは無い
□	□	d.	少なくとも10分間の坐位にてめまいがほとんど無い
□	□	e.	術前と一致した意識レベルが保たれている
□	□	f.	少なくとも鎮痛薬投与下で痛みがコントロールされている
□	□	g.	患者，家族が帰宅に不安を感じていない
□	□	h.	患者，家族が帰宅指導文書を読み，理解している
□	□	i.	患者，家族が帰宅前に当施設の24時間緊急連絡先を知っている
□	□	j.	患者の貴重品等の確認

N/Aの説明
＿＿＿＿＿＿＿＿＿＿＿＿＿＿＿＿＿＿＿＿＿＿＿＿＿＿＿＿＿＿＿＿
＿＿＿＿＿＿＿＿＿＿＿＿＿＿＿＿＿＿＿＿＿＿＿＿＿＿＿＿＿＿＿＿
＿＿＿＿＿＿＿＿＿＿＿＿＿＿＿＿＿＿＿＿＿＿＿＿＿＿＿＿＿＿＿＿

日付：＿＿＿＿＿　時間：＿＿＿＿　署名：＿＿＿＿＿＿＿

　　　　　　　　　　　　病院日帰り手術センター麻酔科

図5　帰宅時チェックリスト
　チェックリスト上で患者の状態が帰宅条件を満たさなかった場合，外科医，麻酔科医に報告する必要がある。また，その際，帰宅条件を満たさなかった理由を明記し，帰宅後に予想される問題点を挙げておく。

　③帰宅後の安静や食事方法，制限項目などを記載した帰宅指導文書が患者もしくは家族に渡され，それらが理解できていることを確認する。
　④患者，家族が帰宅前に当施設の24時間緊急連絡先を知っていることを確認する。
　H．患者や家族に次回，診察日の確認と会計などの事務手続きの説明を行い，帰宅とする。
　I．帰宅時刻はカルテに必ず記載をしておく。
　J．コーディネータは夜間の緊急対応のために管理婦長などに患者カルテとともに患者情報の伝達を行う。

参考文献

1) 迫井正深：社会保険旬報 No2003：47, 1998
2) 阿部俊子：米国におけるクリティカルパスの効果研究の現状. 看護管理 9：120, 1999
3) 小西敏郎, 阿川千一郎, 古嶋　薫：外科とクリティカルパス. 外科診療 82：61, 2000
4) Ogg TW：An assessment of postoperative outpatient cases. Br Med J 4：573, 1972
5) 長尾二郎, 炭山嘉伸：ここまできたDay Surgery－一般消化器外科におけるDay Surgeryの現状と問題点－. 臨床外科 56：677, 1998
6) Aldrete JA, Kroulik D：A postanesthetic recovery score. Anesth Analg 49：924, 1970
7) Chung F：Discharge criteria：A new trend. Can J Anaesth 42：1056, 1995

第7章
帰宅後の対応
―帰宅にあたって指示される注意点も含む―

I. はじめに

　　日帰り麻酔・手術を受け帰宅した患者が，安心して自宅で過ごすために担当麻酔科医，当該科担当医による帰宅後のフォローアップは大変重要である。主として電話による問診という形にはなるが，やみくもに「気分はどうですか？　何か変わったことはありませんか？」といった漠然とした質問では正確な状態の把握はできない。正確な状態を把握するためには，日帰り麻酔・手術の内容に応じて，予測される変化を念頭に置いた系統だった問診が必要となる。このためには，過去の報告[1]を十分分析したうえでその患者，患者に合わせてしかも一般の人に理解できるような日常の平易な言葉で行わなければならない。

II. 帰宅時の注意点

　　日帰りの手術後，一定の帰宅基準を満たすまで回復したと認められたら，図1に示す帰宅時配布用リーフレットを患者さんと付添2人に説明し手渡す。このとき，その日の当該科担当医および当直医，麻酔科担当医および当直医の電話番号を確実に記入して手渡す。

III. 日帰り麻酔・手術の術後合併症

　　これは，メジャーとマイナーに分けられ，日帰り手術では極めてまれとは報告されているがメジャーな合併症として心筋梗塞，肺梗塞，呼吸不全，脳血管障害，術後の大出血，予期しなかった腹腔内臓器の損傷が挙げられる。一方，マイナーなものとしては，創部痛，のどの痛みや声のかすれ，頭痛，発熱，体動時のめまい，ぼんやり感，悪心・嘔吐，少量の出血などが挙げられる。メジャーなものはまれとはいえ，いつも念頭に置いておくべきことである。マイナーは症状として医師側の感覚でマイナーに分類されるだけで，それを

```
術後，帰宅後の注意点

1. 手術当日および次の日は，次のことを厳守してください
  ①処方した薬物以外は，薬物を服用しないでください
  ②一人歩きをしないでください
  ③自動車を運転したり，自転車に乗ったりはしないでください
  ④手術後24時間は禁酒禁煙してください
  ⑤過度の運動は避け，安静にしてください
  ⑥入浴はしないでください
  ⑦重要な判断はなさらないで下さい

2. 付き添いの方，あるいは保護者の方へ
  ①患者さんを一人にせず，できるだけ目を離さないでください
  ②患者さんの顔色や行動がおかしくないか，注意して観察してください

3. 帰宅後に次のような症状が見られたら，当該診療科担当医または麻酔科担当医
  まで連絡してください
  ①我慢できない創痛
  ②出血がなかなか止まらない
  ③頑固な悪心，嘔吐
  ④強い頭痛，めまい，ふらつき，など

                【連絡先】
○○○○○病院
_____科  担当医_____  TEL_____
麻 酔 科    担当医_____  TEL_____
_____科  当直医_____  TEL_____
麻 酔 科    当直医_____  TEL_____
```

図1 帰宅時に配布用のリーフレット（患者さんへ配布）

訴える手術患者にとっては必ずしもマイナーとは感じていない．したがって，われわれはこれが主たる帰宅後のケアと考え納得のいく対応をしなければならない．

IV．再受診再来院の理由にはどんなものがあるのか？

Twerskyら[2)]の報告によると，年間6,243例中，30日以内の帰宅後再受診率は3％（187例）であった．この187例中101例（54％）の患者は救急外来の方へ再受診，このうち55例（29％）の患者が日帰り手術に起因したもので，創部からの出血，痛み，感染，尿閉であった．あとの46例（24％）は受けた手術とはまったく関係のない原因であった．次に日帰り手術ユニットの方に再受診した86例（前再受診患者の46％）の患者では，創部の治癒不全，出血が29例（15％），そして19例（10％）のものはなんら日帰り手術と関係ない理由での来院であった．内科的な合併症，麻酔に関係した合併症を理由とした再受診は皆無であった．このように，帰宅後再受診をした原因は主として外科手術そのものに起因するものがほとんどであった．したがって，麻酔科医が帰宅後の患者と応対にあたる際

第7章　帰宅後の対応－帰宅にあたって指示される注意点も含む－　　77

には手術を担当した術者といつでも連絡が取れるような体制をとっておかねばならない。

V．マイナー合併症の発生率

　　　　　　　Chung[3)4)]の報告では術後のなんらかの不都合を訴えてくる患者の内訳は，手術創部の

日時，退院後経過時間	＿＿月＿＿日，退院後＿＿時間
退院後の問題点	
・再度来院したり近医を受診したい程の出血がありますか？	□はい　□いいえ
・体感するような熱がありますか？	□はい　□いいえ
・手術をした部位に耐えられない程の痛みがありますか？	□はい　□いいえ
・点滴用に針を刺した部位に強い痛みがありますか？	□はい　□いいえ
・どこか他の部位に痛みがありますか？	□はい　□いいえ
・体の一部にしびれを感じるようなところがありますか？	□はい　□いいえ
・何かむかむかして吐きたいような感じがありますか？	□はい　□いいえ
・実際に何か吐きましたか？	□はい　□いいえ
・苦痛に感じるような頭痛がありますか？	□はい　□いいえ
・フラフラしたりぼーっとした感じがありますか？	□はい　□いいえ
・眠くて起きあがれないようなことがありますか？	□はい　□いいえ
・何か体全体の不快感や脱力感みたいなものはありませんか？	□はい　□いいえ
・何か他に伝えたいことはありませんか？	□はい　□いいえ
・退院の後何か当方や近くの病院に電話をしてみようと思ったことはありますか？	□はい　□いいえ
・その理由：＿＿＿＿＿＿＿＿＿＿＿＿＿＿＿＿＿	
・現在の日常生活の能力は、正常の時を10点として、全く何もしないでじっとしていたいを1点とすると、自分では何点くらいと思いますか？	＿＿＿＿点
・現時点で、日帰りにしてよかったと考えていますか？	□はい　□いいえ
・日帰りの麻酔・手術について何か話したいことがありますか？	

図2　電話による日帰り麻酔術後患者の評価表

痛み（30％），のどの痛み（25％），のどのかすれ（15％），ぼーっとした感じ（13％），頭痛（12％），体動時のめまい（10％），発熱（3％），悪寒（3％），嘔吐（2％），出血（1％）である。また，手術別に見ると腹腔鏡下手術，整形外科，一般外科では50％近くに創部痛を，術後の悪心・嘔吐の発生率は，一般外科（17.4％），整形外科（11.2％），腹腔鏡手術（9.4％）であった。ぼーっとした感じは，腹腔鏡手術（36.1％），一般外科（21％），体動時のめまいなどの発生率は，腹腔鏡手術（24.1％），一般外科（16.1％）の順であった。腹腔鏡手術での術後のぼーっとした感じやめまいの発生率は麻酔時間の長さと関係が深く，一般外科では高齢者よりむしろ若年者に訴える人が多かった。このような現状をふまえ，帰宅後の電話によるフォローアップを行っていく必要がある。

VI. 帰宅後の電話によるフォローアップ

　術後24時間以内に起こる症状や手術の種類が，患者がもとの日常生活に復帰するまでに関与する大きな要因となるといわれている。術後疼痛，悪心・嘔吐，ぼーっとした感じ，体動時のめまい，頭痛は頻度の高い症状である。これらは帰宅時（病院）にはなくても自宅に戻った後に出現することがしばしばである。これらの症状が経過観察のみですむものか，それとも何らかの処置を必要とするものかを電話による問診で行わなければならない。電話による術後患者の評価は図2を参照にしながら行うとよい。

VII. おわりに

　将来は，本邦でも日帰り麻酔がわれわれ麻酔科にとって，新しい専門分野のひとつとしての活躍の場になるであろう。日帰り手術自体に不満を訴えるのは手術の結果や麻酔後の合併症に対してではなく，それに関わった医師，ナースとの十分なコミュニケーション不足に対しての不満を訴えているのが大多数であるということを十分認識しておかねばならない。このため，帰宅後の対応にあたっては，術後患者の心理的不安を全面的にサポートするという姿勢で臨まなければならない。

参考文献

1) Hitchcock M : Postoperative morbidity following day surgery, Practical Anaesthesia and Analgesia for Day Surgery. 1st ed. Edited by Miller JM, et al. Oxford, BIOS Scientific Publisher, 1997
2) Twersky R, Fishman D, Homel P : What happens after discharge? Return hospital visits after ambulatory surgery. Anesth Analg 84 : 319, 1997
3) Chung F, Un V, Su J : Postoperative symptoms 24hr after ambulatory anesthesia. Can J Anaesth 43 : 1121, 1996
4) Chung F : Recovery pattern and home readiness after ambulatory surgery. Anesth Analg 80 : 896, 1995

第8章
日帰り麻酔での術後鎮痛について

I. はじめに

　　日帰り手術を行うには，病院側として①日帰り手術を安全に行うための設備（手術室，回復室など），②帰宅後に万が一事故が起こった場合の責任，③外科医，麻酔科医の負担増，という対策課題がある．患者側にも，①患者および家族による術前・術後の管理，②術後の疼痛や合併症に対する不安，の問題点がある．それらの日帰り手術を施行するにあたっての対策課題のうち，術後疼痛管理はそのひとつであり，術後の疼痛管理が問題となる患者はむしろ日帰り手術に適さない．今日の日帰り麻酔での術後痛には手術室から積極的な鎮痛処置が行われ，その後帰宅後も継続的に適切な疼痛管理が行われていれば，患者は日帰り手術に対する術後痛の心配はいらない．すなわち，日帰り手術での術後鎮痛は痛みの発生時間が何時になるか予測して鎮痛薬を選択できるからで，用いられている薬物と非薬物の鎮痛方法は行われた手術法によって決まるからである．

　　アメリカでは多くの手術が日帰り手術の対象となっており（表1），そのうちでも，最もしばしば行われているものはヘルニア根治術，アデノイド摘出術[1]，鼓膜切開術，包茎手術，目や筋肉の手術などである．

II. 術後に発生する疼痛の原因

　　術後疼痛というと，手術に関係した創部痛が主であるが，その他に以下の疼痛が種々の原因で発生していることを忘れてはならない．

　　①頭痛：脊椎麻酔と硬膜外麻酔でみられ，帰宅の遅延や一泊入院となる問題のひとつである．小さなサイズである27GのQuincke針[2][3][4]でも1.7％，25Gと27GのWhitacre針でも2.5％と0.4％の発生がある．全身麻酔後に頻発する小さな合併症のひとつで，麻酔科医や外科医による術前後の処置で不安を取り除くと，発生頻度を低下させられる．その他，

表1 アメリカで行われている主な日帰り手術

1. 成人
   外科：鼠径ヘルニア，胆石，胆嚢ポリープ，下肢静脈瘤，痔疾患，甲状腺腫瘍，手掌多汗症，早期乳癌など
   整形外科：膝・肩の関節鏡手術
   婦人科：早期子宮頸癌，卵巣嚢腫など
   形成外科：全身麻酔下小手術
   脳神経外科：三叉神経ブロック
   眼科：白内障（一部）など
   その他

2. 小児
   外科：鼠径・臍ヘルニア，皮様嚢腫，リンパ管腫（薬物注入），消化管内視鏡
   整形外科：弾発指
   形成外科：母斑，副耳，血管腫，耳介変形，唇裂術後修復など
   眼科：内反症，下斜筋過動症（斜視も可能ではあるが，術後嘔吐が多いために一般的には行われない）
   泌尿器科：停留精巣，遊走精巣，包茎，膀胱鏡検査
   耳鼻科：浸出性中耳炎（鼓膜切開，チュービング），アデノイド摘出術
   胸部外科：漏斗胸術後抜釘
   歯科：カリエス，埋伏歯，舌小帯短縮，上唇小帯付着異常，粘液水腫

緊張のためによく認められる高血圧が原因のことがある。

②咽頭痛：気管挿管操作で喉頭鏡や気管チューブなどによる機械的損傷，乾燥ガスの吸入，吸入麻酔薬の刺激，上気道感染によることが多い。

③筋肉痛：脱分極性筋弛緩薬の使用や四肢の不適当な体位による組織の圧迫虚血，および感冒の発症による。

④下腹部痛：ときとして排尿障害や，悪心・嘔吐，めまいなどが疼痛として訴えられることがある。

⑤眼痛：結膜が乾燥したり，異物や麻酔ガスが眼に入ったりして結膜や角膜に炎症や潰瘍が生じた場合に認められる。

⑥胸痛：下肢の深部静脈系の血栓が原因となって胸痛や呼吸苦を訴えて発症する肺塞栓症や心筋梗塞，気胸などがある。

⑦歯槽部の激痛発作：術後合併症としてときおり発生する歯槽骨炎でみられる。

⑧四肢痛：術中に静脈うっ滞が生じたり，ギプスなどによる圧迫虚血で認められる。

III. 術後疼痛への処置

1. オリエンテーション

術前オリエンテーションでは術前経口摂取の制限厳守が大切であるが，それと同時に術後の疼痛に対する説明は非常に大切である。術後に予想外の疼痛の発生や，その対策としての連絡先が不明確であると，患者やその家族はパニックに陥り，重大でない疼痛でも神

経反射や心因反応の全身症状を誘発して大騒ぎとなる。そこで，オリエンテーションは口頭で説明するだけでなく，指示の確実性および術後に問題が生じたときの対策となるよう，24時間の対応体制で連携している救急診療部の電話番号と術後指示を一定の手引書に記入して書面で手渡すことが大切である。

2. 前投薬

術中覚醒，術後痛，悪心・嘔吐の副作用は日帰り手術で最もよくみられるが，前投薬の段階で鎮静や鎮痛薬の使用が望ましい。ただし，鎮静作用が術後の帰宅を遅らせるという問題があり，短時間作用のベンゾジアゼピン類（ミダゾラム）は術後覚醒遅延なしに鎮静作用を得るのによい。

3. 導入薬物

円滑な麻酔導入は，覚醒時の疼痛や興奮を和らげるのに大切である。低容量のケタミン（2mg/kg）筋肉内投与は子供の導入時に使われるが，ケタミンの覚醒時には精神混乱あるいは悪夢の発生する可能性がある[3]。そこで，鎮静薬の経腸投与は幼児に一般に併用される[5]。25mg/kg（10％の溶解）では6～10分で十分な鎮静効果が得られる。ミダゾラムの鼻腔投与（0.2mg/kg）でも同じく5～10分で幼児の鎮静が得られる[6]。

4. 麻酔中の対策

術中発生する合併症に対しては，眼瞼をテープやアイパットで被ったり，静脈うっ滞が生じないように下肢を上げたり，弾性包帯やストッキングなどを巻くなどの予防策が術後痛に有効な対策である。手術に関係した術後痛に対しては，以下のような対策がある。

1）局所麻酔

局所浸潤麻酔，神経ブロック，硬膜外麻酔など広義の局所麻酔の全身麻酔への併用は，術中鎮痛の補助として全身麻酔薬の使用量を削減するのみならず，術後早期の鎮痛対策としても使われている。手術が始まる前の，麻酔導入直後にブロックを行うと，術後痛のない麻酔からの速い覚醒と帰宅が可能となる。他に，局所麻酔だけで以下のような手術も可能である。このように局所麻酔薬を積極的に使用することは，術後鎮痛薬の使用を減らすのに強く奨励される[7,8]。最適な術後痛管理とは，今なお鎮痛薬の投与が主であるが，このような事前の鎮痛は鎮痛薬の使用量を少なくする。

長時間作用の局所麻酔薬（ブピバカイン，メピバカイン）の併用は長時間の術後鎮痛から全身麻酔[9]の欠点を補うよい方法であると同時に，鎮静法や全身麻酔からの覚醒時に疼痛を伴わず，爽快な目覚めが得られる。術後鎮痛が必要と予測される場合には，術中ないし疼痛の発現前に鎮痛薬を投与するのは効果的である。ただし，局所麻酔が術後鎮痛となっているとしても，帰宅後に経口の鎮痛薬を必要とすることもあるので，患者が痛みの徴候に恐れを感じないよう助言しておかなければならない。一方，ギプスでの圧迫や局所貧血の痛みの恐れがある場合には，短時間作用の局所麻酔薬を使用するとよい。

①扁桃腺摘出術やアデノイド摘出術では，術後出血や咽頭痛のために嚥下できなかったり，術後出血の血液を嚥下して生じる悪心のために，点滴が必要なことがある。咽頭痛に対しては局所麻酔薬のうがいが良いが，むしろ他の合併症から日帰り手術で行うことは禁忌とされ，術後当日に帰宅させずに術後1週間の入院観察を勧めている施設が多くなっている。

②小児の鼠径ヘルニア根治術あるいは精巣固定術の術後鎮痛には，0.25％ブピバカイン（2mg/kgまで）の腸骨鼠径，腸骨下腹，陰部大腿の神経ブロックが効果的である。

③包茎手術後の疼痛には，陰茎の背の正中線から1cmのBuck's筋膜に0.25％ブピバカインで陰茎背神経ブロックを行うと，6時間以上の鎮痛が得られる。ブロックの代わりの方法としては，正中線注射あるいは皮下浸潤麻酔がよい。

④腹腔鏡後の腹痛には硬膜外ブロックや局所麻酔薬の横隔膜下注入が効果的である。このような方法は腹腔鏡を含めた腹部のいろいろな術後鎮痛に効果的である。

⑤卵管結紮後の骨盤腔の痛みには，卵管間膜（mesosalpinx）ブロックの併用が有効である。

⑥ひざ関節鏡の術後痛には，0.5％ブピバカイン30mlの関節内注入が効果的で，低い容量の関節内モルヒネ（1mg）注入や筋肉内ブピバカイン投与も関節鏡手術の術後痛に有効である。

⑦切開創部の術後痛に対しては，外科手術の終わりに切創部の縫合前にリドカインを塗布しておくのも術後鎮痛に効果的である。

⑧0.25％ブピバカイン0.5～0.7ml/kgでの仙骨ブロックは運動麻痺がなく，包茎手術，尿道下裂形成術，精巣固定術と鼠径ヘルニア根治術のような多様な日帰り手術に用いられている。術後1～2時間後に痛みなく帰宅でき，4～6時間の鎮痛が得られることから，術後鎮痛によい方法である。注入量が大量になる場合は0.125％の濃度が勧められる。

ただし，脊椎麻酔は術後の尿路障害や術後低血圧などを生じやすく，術後に入院させる麻酔以外では用いられない。

2）全身麻酔での対応

a）鎮痛・鎮静法との併用

多くの手術で全身麻酔は人気があるが，静脈内鎮静法や鎮痛薬・局所麻酔薬の併用は術後痛の軽減のため非常に多く行われている。

b）気管挿管

気管チューブは通常用いるより少し細めのチューブを用いて，術後の咽喉頭痛の発生を予防する。ところが，気管挿管をしないで気道確保できるラリンジアルマスクやフェイスマスクなどがあり，それらの使用が日帰り麻酔では多く用いられている。ただし，使用にはそれなりの技術が必要なことと，使用に伴う合併症を熟知のうえでの使用を勧める。

3）神経遮断鎮痛法（neuroleptanalgesia；NLA）

長時間の術後鎮痛には効果的な方法であるが，覚醒の遅延や麻酔深度の不安定性から日帰り麻酔での使用に問題があると考えられており，その使用は術後入院する症例に適応す

るように慎重さが望まれる。

4）その他の対策

周術期鎮静作用や鎮痛に，特に日帰り腹腔鏡手術後に術中循環動態の安定のために用いられる交感神経遮断薬（例えば，$α_2$アドレナリン作用薬，$α$と$β$受容体遮断薬）のクロニジンは有効な薬物であるが，高率な重篤な徐脈と術後鎮静作用から使用は慎重に行うべきである。

5. 術後鎮痛

術後の疼痛には外科的処置による疼痛以外に，患者の不安や術後の合併症に関連した疼痛がある。下肢痛や腓腹筋硬直などの疼痛を訴えてくる患者には肺塞栓を発生する可能性があり，ただちに患者の検査や診察が必要である。したがって，疼痛を訴える患者に単に鎮痛薬を投与するのみでなく，いつでも患者を診察できる救急診療体制が必要である。他に，不安から生じる疼痛に対して，外科医，麻酔科医，患者の3者間の良い関係の構築に努めることや，いつでも電話で医師と連絡が取れることなども有効な鎮痛策である。

外科的処置による疼痛は，個人差や手術の程度などによって異なり，術後鎮痛の必要性は個々の患者の術式と患者の痛み域値によって異なる。ところが，その使用時期や場所によって鎮痛薬の選択は，鎮静効果，有効性，速効性，蓄積性，副作用，短時間作用で決める（表2）。

よく使用されている術後鎮痛薬として次のものがある。

1）アセトアミノフェン（10〜15mg/kg）

小児科の外来で最も一般に使われる穏やかな鎮痛薬で，コデインと併用することもできる。幼児には覚醒前に経腸的に，7〜12歳に10ml，3〜6歳には5mlがよく投与される（最高30mg/kg）。

2）非ステロイド消炎薬（non-steroidal anti-inflammatory drugs；NSAIDs，例えばイブプロフェン，ジクロフェナク）

オピオイドのような呼吸抑制，腸管蠕動運動低下，悪心・嘔吐，鎮静作用などの副作用がない利点から，子供の小手術後の除痛にも効果的であり，術後のオピオイド鎮痛薬などの使用頻度は減り，日帰り患者にはNSAIDsの使用がさかんに行われている[10]。

その投与法としては，入室直後の早期投与が最適な術後鎮痛法で，その投与量は有効な鎮痛薬として個々の患者や手術で決定することが必要である。例えば経口NSAIDs（イブプロフェン，ナプロキセン）は，フェンタニルと比較して腹腔鏡の術後に悪心なく長期の

表2 鎮痛薬の選択

手術室で	回復室で	帰宅後に
強オピオイド類（非経口）	オピオイド類（非経口または経口）	経口オピオイド類
非オピオイド類（NSAIDs）	非オピオイド類（NSAIDs）	経口非オピオイド類
局所麻酔法	―	―
補助薬（鎮痛薬，抗不安薬）	補助薬	補助薬

鎮痛が得られ，術後に早い帰宅を可能としている。

また，経口鎮痛薬が使用できないときには，フェンタニル0.9mg/kgが鋭い術後痛の治療に効果的で，処置の最初の15分以内によい鎮痛が得られる。イブプロフェンは，麻酔中も帰宅後にもフェンタニルより[11)12)]理想的な周術期の鎮痛治療が行えると推奨している報告もある。ただし，この場合は出血量を増やすことになるので，その有用性には出血の危険のない症例にのみ使用するという制限がある。

3) フェンタニル

強い鎮痛効果から，麻酔の安定と全身麻酔からの速い覚醒が得られる（表3）。ただし，これらの薬物は同じように術後の悪心の発生率が高く，在宅での使用の難しさから日帰り麻酔での使用に制限がある。

オピオイドは術後痛によい薬物で持続時間と副作用から選択し，短時間作用薬のフェンタニル1〜2μg/kgは静脈内投与数分後に鎮痛が得られ，少量ずつの静脈内投与は相対的に過量投与を避けることができ，日帰り手術に最適な鎮痛薬である（表4）。静脈路が確保されない場合は，コデイン（1.0〜1.5mg/kg）の筋肉内投与もよい。これらのオピオイドはより長期間の鎮痛効果を有するが，悪心・嘔吐と長期鎮静の欠点がある。短時間作用のものは，日帰り手術で使用されやすい。一方，帰宅後にも続く強い疼痛には，覚醒前から計画的に術後鎮痛方法を行うが，手術室の滞在中に効力が消失して術後の鎮痛薬追加投与が必要になることがあるので，覚醒と鎮痛の問題はそのバランスが大切であり，携帯用の患者管理無痛法（patient-controlled analgesia；PCA）ポンプの使用も有効な方法と考えられる。

4) その他

術後鎮痛のための処置には，その他に局所麻酔薬の局所注入，疼痛部の冷パック，精神

表3　日帰り麻酔で使用されるオピオイド鎮痛薬の比較

薬物名	投与量（%）	効果発現	効果消失	副作用
モルヒネ	50〜100	緩徐	緩徐	鎮静：めまい，悪心・嘔吐，イレウス
フェンタニル	1〜2	中庸	中庸	鎮静：悪心・嘔吐

表4　日帰り手術の術後に使用されるオピオイドと非オピオイドについて

薬物名	投与量	投与法
フェンタニル	1.0〜2.0μg/kg	静注
モルヒネ	0.05〜0.1mg/kg	静注／筋注
アセトアミノフェン	60mg/年齢または25〜40mg/kg	経口／経腸
アセトアミノフェン＋コデイン	小児：5〜10ml（120mg/12mg エリキシル/5ml） 成人：up to 2 gr.（325mg/30〜60mg）	経口
コデイン	0.5〜1.0mg/kg	経口
アセトアミノフェン＋オキシコドン（Percocet）	0.05〜0.15mg/kg	経口

的補助などもよく利用されている。従来あまり使用されていないイオン導入法（イオントフォレーシス）のような鎮痛法を術後痛に応用するのも貴重な対策と考えられ，従来の鎮痛法の概念から効率的な術後痛の軽減策を検討することは，日帰り手術が将来にさらに増えることになろう。

6. 小児に使われる鎮痛法

　小児に使われる神経ブロックは手技と麻酔科医の興味によって決まり，一般に手技が簡単で，副作用がなく，運動機能や帰宅を妨げないものが選ばれる。術後に鎮痛薬が必要ならば経口薬または坐剤で投与されるが，小児では疼痛を訴えることが比較的少なく，鎮痛薬を用いない症例が大部分である。特に，鎮痛薬の投与は乳幼児では通常ほとんど必要ない。

　小児は麻薬の呼吸抑制に敏感だが，鎮痛にはアセトアミノフェン10mg/kgの経口・経腸投与や，モルヒネ0.1〜0.15mg/kgやフェンタニル1〜2μg/kg（総投与量を5μg/kgまで）も用いられる。

7. 帰宅後の疼痛への対応策

　帰宅後何らかの異常な疼痛を生じた場合に連絡先（担当医）を明確にしておき，すぐに連絡が取れるようにしておかなければならない。また，病院側は再入院のためのベッドを確保しておく必要があり，手術の翌日に電話訪問などをすることが望ましい。

参考文献

1) Patel R, Hannallah R : Ambulatory tonsillectomy. Ambulatory Surgery 1 : 89, 1993
2) Kang SB, Goodnough DE, Lee YK, et al : Comparison of 26-and 27-G needles for ambulatory surgery patients. Anesthesiology 76 : 734, 1992
3) Buettner J, Wresch KP, Klose R : Postdural puncture headache : Comparison of Whitacre and Quincke needles. Reg Anesth 18 :166, 1993
4) Halpern S, Preston R : Postdural puncture headache and spinal needle design. Anesth Analg 81 : 1376, 1994
5) Spear RM, Yaster M, Berkowitz ID, et al : Preinduction of anesthesia in children with rectally administered midazolam. Anesthesiology 74 : 670, 1991
6) Karl HW, Keifer AT, Rosenberg JL, et al : Comparison of the safety and efficacy of intranasal midazolam or sufentanil for preinduction of anesthesia in pediatric patients. Anesthesiology 76 : 209, 1992
7) Reuben SS, Connelly NR : Postoperative analgesia for outpatient arthroscopic surgery with intraarticular bupivacaine and ketorolac. Anesth Analg 80 : 1154, 1995
8) Pasqualucci A, de Angelis V, Contado R, et al : Intraperitoneal local anesthetic in laparoscopic cholecystectomy : A randomized double-blind, placebo controlled study. Anesthesiology 85 : 11, 1996
9) Pandit SK, Pandit UA : Regional anesthesia for outpatient surgery. Amb Surg 2 : 125, 1994

10) Souter AJ, Fredman B, White PF : Controversies in the perioperative use of nonsteroidal antiinflammatory drugs. Anesth Analg 79 : 1187, 1994
11) Rosenblum M, Weller RS, Conard PL, et al : Ibuprofen provides longer lasting analgesia than fentanyl after laparoscopic surgery. Anesth Analg 73 : 255, 1991
12) Higgins MS, Givogre JL, Marco AP, et al : Recovery from tubal ligation is not improved by ketorolac. Anesth Analg 79 : 274, 1994

第9章 合併症・副作用

I. はじめに

　　手術・麻酔を受けた患者の周術期に生じうる合併症は，日帰り患者の場合も入院患者の場合もなんら変わりないはずである．それゆえに，医療関係者の監視下をより早期に離れる日帰り患者では，副作用や合併症の予防に最大限の努力を払わなければならない．

　　本章では，日帰り手術を受ける患者における副作用や合併症，およびその予防について述べる．

II. 発生率

1. 死亡率

　　日帰り手術が定期手術の多くを占めるアメリカにおいても，日帰り手術に関係する患者の死亡は非常にまれである．Warnerら[1]の報告では，日帰り手術を受けた38,598人の患者のうち，死亡は4名（約0.01％）であり，その原因は2名が交通事故，2名が心筋梗塞であった．他の報告でも死亡例はあまり見受けられず，麻酔専門医による患者選択および周術期管理の成果であろう．わが国における報告でも死亡例は見られないが，いまだ歴史は浅く今後の報告も待たなければならない．

2. 合併症発症率

　　先に述べたWarnerら[1]の報告の中では，日帰り手術を受けた38,598人の患者のうち31人（約0.08％）が合併症を発症し，内容は，心筋梗塞，脳卒中，肺梗塞および呼吸不全であった．また，Natof[2]は13,466人の調査で106人（約0.8％）で，主に外科合併症であったとしている．これらの違いは，調査期間はもちろん，合併症（異常低血圧や，異常高血圧など）の定義から生じるものも大きく，統一の見解は得られていない．

III. 合併症

術後合併症の種類は心血管系，呼吸器系，術後痛，術後悪心・嘔吐など，また，軽症から生命を脅かすものまでさまざまであるが（表），患者の特性や術式，麻酔方法，麻酔技術などが発生率に影響している。以下，各合併症について述べる。

1. 心血管系合併症

心血管系合併症は日帰り手術予定の患者の緊急入院の原因となることがある。周術期の心血管系合併症のうち，異常低血圧および異常高血圧は多くを占めている。高血圧，低血圧の定義には各報告で差があるが，手術中で2～16％で生じており[3]，麻酔薬の影響，出血などが原因として考えられる。

次に，徐脈，頻脈および不整脈など心拍の異常である（1～2％）。心血管系合併症は術中に多く生じており，術後には少ない[4]。

生命を脅かすような合併症（心筋梗塞など）は非常にまれである[1][5]が，高齢者，高血圧やうっ血性心不全を基礎疾患にもつ患者では頻度が高くなる。

2. 呼吸器系合併症

呼吸器系合併症もまた日帰り手術予定患者の緊急入院の原因のひとつとなるが，発症率は1％以下である[3][6]。呼吸器系合併症の種類では，喉頭痙攣，気管・気管支痙攣，無呼吸などが多く，誤嚥，気胸および肺水腫なども報告されている[3][6]。呼吸器系合併症の発生には患者の特性が強く関与している。喫煙者，肥満患者，喘息患者ではその発生率は2～5倍になる[4]。

表　日帰り手術の術中術後合併症

心血管系	異常高血圧
	異常低血圧
	徐脈
	頻脈
	不整脈
呼吸器系	気管支痙攣
	喉頭痙攣
	無呼吸
	誤嚥
	低酸素血症
挿管に伴うもの	挿管困難
	食道挿管
悪心・嘔吐	
疼痛	
低体温・ふるえ	
傾眠	
めまい・ふらつき	
出血	

挿管困難，食道挿管あるいは歯牙損傷など，全身麻酔での気管挿管に伴う合併症も非常にまれではあるが，緊急入院の一因となることがある。近年，気管挿管に変わるものとして，マスク麻酔，ラリンジアルマスク麻酔などの方法をとる場合も多い。しかし，これらの方法は麻酔専門医による施行が勧められる。気管挿管を避け，他の気道確保の方法を用いるかどうかは，術式，患者の特性（誤嚥の可能性など）などを考慮し総合的に判断されるべきものであり，日帰り手術だからといって一様に気管挿管を否定することはできない。

3. 術後痛

術後痛は非常に多い合併症である。著しい術後痛は，手術侵襲など外科的な因子に最も大きく影響される。Chungら[4]の報告では，整形外科手術，泌尿器科手術，産婦人科手術の順で強い疼痛を訴える患者の率が高いとされているが，本邦の日帰り手術においては，疼痛が強いと考えられる術式が対象になることはほとんどないため，このデータを当てはめることはできないかもしれない。

著しい術後痛は，患者の不安および悪心・嘔吐の発生率の増大や機能性の低下をまねき，日帰り手術予定患者の緊急入院を余儀なくされる原因のひとつとなる。このため，日帰り手術患者では疼痛コントロールはより重要な問題となる。

疼痛コントロールは，術前，術中および術後の周術期すべてを通じて計画，実施しなければならない。術前からの非ステロイド性，その他の鎮痛薬の投与も術後痛の軽減に有用である。また，術中の麻酔方法の一環として鎮痛薬を使用する場合に，その投与するタイミングを調節することにより，適切な術後鎮痛を得ることができる。使用する薬物としては，日帰り手術患者の場合，呼吸抑制作用がなく，術後悪心・嘔吐を誘発しない非ステロイド消炎薬（non-steroidal anti-inflammatory drugs；NSAIDs）が好んで用いられる場合が多い。一方，侵襲が大きく，強い術後痛の予想される術式でも日帰り手術が選択されている欧米では，麻薬性鎮痛薬もよく用いられている。しかし，麻薬性鎮痛薬の副作用である呼吸抑制や悪心・嘔吐は，その使用が制限される重要な因子となっている。術中に使用する場合では局所麻酔薬やNSAIDsとの併用により，その使用量を減少させることが可能である。

4. 悪心・嘔吐

術後の悪心・嘔吐は，日帰り手術患者において非常に頻度の高い合併症である。術式や麻酔薬の進歩によってその頻度は低下しつつあるものの，術後の病院滞在時間の延長や緊急入院の原因となっている[7]。また，患者の不安をまねく症状であり，術後の患者の機能性に影響する。さらに，日帰り手術を受けたことへの満足度を低下させる原因ともなる。術後の悪心・嘔吐は，麻酔法や麻酔時間（手術時間），使用した麻酔薬，術式，患者の特性によってその程度や重症度が変化する。全身麻酔は術後悪心・嘔吐の頻度を増加させるが，特に吸入麻酔薬を用いた場合に頻度が高い。プロポフォールを用いた静脈麻酔では，

術後悪心・嘔吐の頻度を低下させることができる。

患者の特性によっても，術後の悪心・嘔吐の発生率に差が見られている。女性，若年者，肥満患者，乗物酔いしやすい患者では頻度が高く，また，手術の既往があって以前にも術後の悪心・嘔吐があった患者では再び生じることが多い。喫煙患者では，悪心・嘔吐が少ないという報告[8]があり，興味のあるところである。

先にも述べたが，術後の疼痛や麻薬の使用は悪心・嘔吐の発生と相関がある。

日帰り患者の場合に，制吐薬をルーチンに使用している施設は少ないようではあるが，発生因子を多くもつ患者ではその使用を考慮することを勧める。

5. その他

この他にも大きな問題とはならないが，比較的頻度の高い合併症がいくつか挙げられる。咽頭痛，ふるえ，めまい，ふらつき，頭痛などがあるが，緊急入院の原因にまではならないが，病院滞在時間の延長や患者の満足度や機能性の低下をまねく。

咽頭痛は，気管挿管やラリンジアルマスクの挿入でしばしば生じる。

頭痛は脊椎麻酔後の合併症としてよく知られている。目まい，ふらつきは適切な輸液で予防できる。

IV．高齢者の日帰り手術

入院は，生活環境の変化をまねくため，適応力の低下した高齢者では身体的，精神的に影響が大きい。それゆえに高齢患者における日帰り手術は，早期に普段の生活環境に戻れるという点で有用である。

現在では，麻酔法や手術技術の発達で，日帰り手術の適応年齢は徐々に広範囲に及んでいるが，本邦では術後合併症の発生率が高いという観念からいまだ入院を予定している場合が多い。高齢者では，術中，術後の心血管系合併症の発生率が高い反面，著しい痛みや術後の悪心・嘔吐，ふらつき・めまいなどの発生率は低い。これらの理由から高齢者がその年齢だけで日帰り手術の対象から除外されるのは，なんら意味のないことであるが，基礎疾患や術式，付添者の有無などの社会的因子などを考慮して総合的に判断されるべきである。

V．基礎疾患

日帰り患者がもつ基礎疾患は，術中術後の合併症の発生率に影響する大きな因子である。高血圧の既往をもつ患者では術中術後の心血管系合併症の発生率が高い。うっ血性心不全をもつ患者でも心血管系合併症の発生率が高くなるが，本邦でそのような患者が日帰り手術として選択されることはしばらく難しいと考える。喫煙者，肥満患者，喘息の既往のある患者では呼吸器系合併症を生じる頻度が，また肥満患者では術後の悪心・嘔吐を発症す

る頻度が高い。しかし，これらの基礎疾患があるという理由で日帰り手術の適応から外されることは少ない。それゆえに，麻酔科医はこれらの危険性を十分把握したうえで，術前評価に始まり，周術期の合併症の発生の予防に最大限の努力を行うことが要求される。

VI. おわりに

　以上述べたように，日帰り手術では術後合併症・副作用の発生予防には高度な麻酔の専門知識が不可欠であり，この点で日帰り患者の周術期の全身管理に関与する麻酔専門医の重要性と責任は多大である。麻酔専門医の充実を図ることは日帰り手術の発展と安全性の向上に不可欠であるという認識の拡大が急務である。

参考文献

1) Warner MA, Shields SE, Chute CG : Major morbidity and mortality within 1 month of ambulatory surgery and anesthesia. JAMA 270 : 1437, 1993
2) Natof HE : Complications associated with ambulatory surgery. JAMA 244 : 116, 1980
3) Chung F, Mezei G, Tong D : Adverse events in ambulatory surgery : A closer look at the elderly. Anesthesiology 87 : A40, 1997
4) Chung F, Mezei G : Adverse outcomes in ambulatory anaesthesia. Can J Anaesth 46 : R18, 1999
5) Fortier J, Chung F, Su J : Unanticipated admission after ambulatory surgery : A prospective study. Can J Anaesth 45 : 612, 1998
6) Duncan PG, Cohen MM, Tweed WA, et al : The Canadian four-centre study of anaesthetic outcomes : III. Are anaesthetic complications predictable in day surgical practice? Can J Anaesth 39 : 440, 1992
7) Chung F, Mazei G : What are the factors causing prolonged stay after ambulatory anesthesia? Anesthesiology 89 : A43, 1998
8) Watcha MF, White PF : Postoperative nausea and vomiting. Its etiology, treatment and prevention. Anesthesiology 77 : 162, 1992

第10章 小児の日帰り麻酔

I. はじめに

　　ここ数年日帰り手術が脚光を浴びているが，経済面からの関心であることが多い．しかし，小児では日帰り手術の対象となる疾患が多いこと，母児分離がなく精神的負担が軽減されることなど児に適合したシステムである．従来，小児の手術ではどんな小さな手術でも全身麻酔をかけるという理由で入院を強いられていたが，近年の麻酔技術や麻酔薬の進歩，医療器機や手技の発達，医療者の意識の変革，患者側のニーズにより，必ずしも入院は必要でなく日帰りで入院治療と同じサービスを受けることが可能になった．このシステムを安全に効率よく運営するには麻酔科医，外科側医師，看護婦，パラメディカルの協力が必要条件であり，家族の協力は絶対条件である．小児の日帰り手術では，手術が児に与える影響より麻酔の与える影響の方がはるかに大きく，麻酔をいかに児に影響を与えないで終了するか，術前術後の管理をどのように行うかが日帰り麻酔の成功の鍵を握っている．
　　この章では，小児の日帰り手術の麻酔の要点と患児管理の方法について述べる．

II. 日帰り麻酔の特殊性

　　日帰り手術の対象となる患児は日頃元気に日常生活を送っている児であり，手術の対象となる疾患が肉体的，精神的に児に影響を与えていることは比較的少ない．ほとんどの患児が症状を自覚しないまま来院し手術を受けることになる．そのような患児をできるだけ手術を意識させないで手術室に入室させ，平穏な状態で麻酔の導入ができるようにさせるのが日帰り麻酔の理想である．
　　全身麻酔を行うにあたって全身状態の把握のため検査を必要とするが，日帰り麻酔においては患児が日頃元気な日常生活を送っていることを前提に，必要最小限の検査しか施行

しないのが原則である。これは経済的なコストの面でも留意しておかねばならない点であり，日帰り手術の利点のひとつである。しかし，患児の状態を十分把握しなければならない点は入院手術と同様であり，術前の麻酔科医による診察が大きな意味をもつことになる。

麻酔の方法では，導入覚醒が速やかで影響を後に残さない麻酔薬の使用が望まれる。特に術後2〜3時間で帰宅させることが前提であるので，術後の経口摂取が早期に可能で，悪心・嘔吐を誘発しない麻酔薬の選択，麻酔法が望まれる。通常，セボフルラン・亜酸化窒素・酸素（GOS）の吸入麻酔で行われていることが多い。成人ではプロポフォール，ケタミン，硬膜外麻酔，腰椎麻酔で行われることが多いが小児ではほとんどない。10歳以上の児になると意識下での静脈路の確保，腰椎穿刺なども可能であるが，それ以下の児では精神的負担が強く，無理矢理押さえつけてすることは日帰り麻酔の趣旨に添わない。全身的には健康な児が対象であることを考慮すれば，吸入麻酔薬による緩徐導入が最適である。

術後管理では，帰宅後に児に変化のないことが絶対条件であり，経口摂取，鎮痛を確実に行うこと，発熱，嘔吐に対する対策を十分行うことが安全性を高める要件となる。

III. 対象患児および疾患

日帰り手術の対象となる患児の条件として①患児自身の肉体的条件，②疾患の条件，③家庭の条件，④社会的条件がある。

1. 患児自身の肉体的条件

原則的に手術対象になっている疾患以外に他の疾患をもっていないこと。しかし，十分コントロールされている先天性の疾患（PDA，VSD，ASD，てんかんなどの痙攣性疾患，代謝性疾患，整形外科・形成外科疾患などASAクラスⅡ）は対象としても問題はない。生後3カ月以上の児（未熟児で出生した児は肉体的成熟の完成が確実となるまでの生後1年間は対象としない[1]）。最近1カ月以内に喘息，上気道感染に罹患していないこと。予防接種は生菌ワクチン（ポリオ，麻疹，BCGなど）は3週間以上，死菌ワクチン（日本脳炎，インフルエンザ，ジフテリア，百日咳など）は2週間以上の手術までの期間を空けること[2]。精神発達遅延，自閉症などで入院生活が不可能な児（主に歯科治療の場合が多い）。

2. 疾患の条件

開頭，開胸，開腹にならない体表疾患。多量の出血の可能性がないこと。

1時間以内で終了する手術。術後の疼痛が少なく帰宅後通常の日常生活が可能（通園通学が無理なく可能なこと）。

3. 家庭の条件

家族（特に両親）が日帰り手術に同意し理解ていること。術前, 術後の管理が家庭で確実に行えること。

4. 社会的条件

病院に1時間以内に通院が可能なこと。近隣に家庭医がいること。

5. 対象疾患

体表の疾患で手術侵襲が大きくならないことが原則である。

外科：鼠径ヘルニア, 臍ヘルニア, 類皮嚢胞, リンパ管腫, 肛門粘膜脱, 血管腫, 内視鏡検査（食道, 胃十二指腸, 大腸, 気管気管支）

泌尿器科：停留精巣, 遊走精巣, 陰嚢水腫, 包茎, 術後尿道瘻, 膀胱鏡検査

形成外科：母斑, 副耳, 瘢痕拘縮, 耳介変形, 術後形成（唇裂, 多合指症）

眼科：内反症, 霰粒腫, 斜視, 術後抜糸

耳鼻科：滲出性中耳炎（チュービング, 鼓膜穿破）, 真珠腫, 耳前瘻孔

整形外科：弾発母指, 術後抜糸

胸部外科：漏斗胸術後抜釘

歯科：カリエス, 埋伏歯, 粘液嚢胞, 舌小帯短縮症, 上口唇小帯付着異常

以上が通常比較的よく行われている疾患である。これらはすべて体表の疾患で手術侵襲も大きくなく児に与える影響も少ない。しかし, 術者の技術, 疾患の部位によっては時間のかかる場合, 多くの出血を来す場合, 思わぬ過誤（開胸, 臓器の穿孔など）を犯す場合があり, すべてが順調な経過をたどるとはかぎらない。日帰り手術の対象疾患を決めるに際して麻酔科医と外科側医師がよく相談する必要があるが, これらのことを十分考慮して無理のない範囲で実施すべきである。日帰り手術は特に安全性が重視されるべき医療形態であることを留意しておかなければならない。

IV．術前検査・診察および術前指示

小児では, 大部分の症例が全身麻酔で行われる。全身麻酔の安全性を確保するには, 術前の患児の状態を十分把握することである。術前検査, 麻酔科的診察により最終のチェックを行い日帰り手術施行の決定をする。

1. 術前検査

できるだけ最新のデータを得るため術前日に検査を施行するのが望ましいが, 日常元気に生活している児であることを考慮すれば, 最近1カ月以内の検査であれば問題はない。検査項目は胸部X線写真, CBC（WBC, RBC, Hb, Ht, Plt, 血液像）, 血液生化学検査（GOT, GPT, CK, CRP, Cr, BUNなど）, 感染症検査（HBV抗原, HCV抗体, MRSA）

をわれわれの施設では現在行っているが、これがスタンダードではない。施設によっては心電図、尿検査、血清電解質、出血凝固時間なども検査している。一方、アメリカではほとんどの検査を省略し血中Hb値のみとしている施設もある[3]。元気に日常生活を送っている児であること、最小限の検査とすべきこと、経済的要因を考慮すべきことを考えれば多くの検査は省略しても問題ないと考えている。健康保険で算定される短期滞在手術基本料では、術前検査料は麻酔管理料とともに包括されているため、検査項目を必要最小限にしぼることが得策である。検査項目を減少した分、患児の状態の把握のため術前診察を詳しく、注意深く行わなければならない。検査結果では炎症の存在、肝機能異常に注意する。

2. 術前診察

麻酔科医が行う術前診察は日帰り手術の麻酔において最も重要な位置を占めるといっても過言ではない。患児が日帰り手術を受けられるか否かを決定する最終判断となるからである。術前検査のデータ、問診および理学的診察により患児の全身状態の把握、麻酔科的リスク、手術侵襲に対するリスクを判断する場でなければならない。

1) 問 診

手術対象になっている疾患の現病歴は特に必要としない。既往歴として乳児以下の児では在胎週数、生下時体重、出生時の状態は大きな情報である。先天性疾患（心疾患、呼吸器疾患、肝疾患など）の有無、麻酔手術歴とそのときの異常の有無、薬物に対するアレルギー、服用中または連用している薬物（気管支拡張薬、抗痙攣薬、抗凝固薬、ステロイド剤など）、家族性の遺伝性疾患（神経筋疾患、血液疾患など）、家族の麻酔手術歴と異常の有無、呼吸器疾患、特に喘息の既往（最後に発症した時期、発作の程度、そのときの治療内容、薬物の服用、発症しやすい時期など）、消化器症状では持続する下痢については詳細に聴取する。これらはすべて実際の麻酔に直接関係する情報である。

2) 理学的検査

胸部聴診により心雑音、呼吸雑音の有無、咽頭の発赤、扁桃腺の肥大の有無、頸部のリンパ腺の腫脹の有無、全身の紅斑や発赤腫脹（とびひ、みず疣、全身性の発疹など）。その他患児の身体的特徴（下顎の発育、頸の可動性、胸郭の変形、など）を観察する。麻酔科医として理学的検査は直接患児と接する最初の機会であり、診察と同時に患児との良い関係を築くチャンスである。積極的に患児に接し不安感や恐怖感を取り除くように心がける。これは麻酔の円滑な導入に欠かせない重要な要素である。

3. 術前指示

入院手術では看護婦が行う術前の処置や注意を家庭で行うため、きめ細かいわかりやすい指示をパンフレットに記入して説明するのが確実である。最も重要な指示は経口摂取である。

前日：就寝までは平常どおり（夕食、風呂も可、乳児では手術開始5時間前まで母

乳，ミルクの摂取）
当日：起床後は禁食
　　　　手術開始予定時間の2時間前までに10ml/kgの清澄飲料水，体重の大きな児は最高200mlまでの清澄飲料水を許可する。

　術前の経口摂取の間違いは麻酔合併症発症の直接の原因になるので，十分な説明とパンフレットへの記入により指示の徹底をはかる。祖父母や兄弟のいる家庭では特に指示の厳守をお願いする。

　日常連用している薬物（抗痙攣薬，気管支拡張薬，ステロイド剤など）の服用については手術当日朝まで服用させることにしている。抗凝固薬は前日で服用を止めている。その他感冒薬，抗アレルギー薬も前日で服用を止めている。

　日常生活の延長として特別なことを何もしないことが日帰り麻酔の特徴であり，長所であるので，特別な薬物の服用，浣腸などはまったく行わないが，病気を治すために病院に行って手術をするという認識は患児にもたせるようにすべきである。親が嘘をついて，騙すように来院させるのは，たとえ幼児であっても避けなければならない。

　その他の術前指示として，術当日の朝の全身状態（体温の測定，鼻汁，発熱，嘔吐，下痢，発疹の有無など）の観察および異常のあるときの連絡の必要性を説明する。

V. 前投薬，麻酔，モニターおよび術中合併症

　日帰り手術の麻酔については，前投薬の必要性の有無，全身麻酔か局所麻酔か，吸入麻酔か静脈麻酔かなど議論となる点が多いが小児の分野の麻酔については，吸入麻酔薬による全身麻酔が最も一般的に認められ行われている。前投薬については，施設，麻酔科医の判断に委ねられており，術後に影響を残さない程度の薬物を使用している症例も多い。

1. 前投薬

　前投薬を用いない立場としては，どのような薬物でも麻酔の覚醒や術後の経口摂取に影響を与える可能性がある，手術の関係で投与時間の特定が困難である，短時間の手術が大部分である，投与方法に工夫がいる，薬物を用いずに他の方法で目的を達成できるなどの理由がある。

　前投薬を用いる立場としては，前投薬の使用により麻酔の導入が円滑に行える，薬物の種類と量を工夫すれば麻酔の覚醒に影響しない，投与方法は経口，経肛などで与えられるなどが主な理由である[4]。

　どちらの立場も間違いのない意見であるが，患児にとっては特別なことを何もしないことがベストであろうと考えられる。前投薬の代わりとして，母児同時入室による麻酔導入（患児の精神的不安や恐怖感を和らげる効果），愉しい雰囲気，好きな音楽のテープ，麻酔ガスへの芳香の添加などは良い結果をもたらす。薬物の投与ではあめ状に加工したりして摂取しやすいような形に工夫している施設もある[5]。

前投薬として用いる薬物の原則として①作用発現が速やかで効果持続時間の短いもの，②作用の遷延を起こしにくいもの，③経口または経肛でも投与可能なもの，④術後の経口摂取，会話，歩行など精神状態，運動機能に影響を与えないものが必要条件であるが，日帰り麻酔では絶対条件となる。日帰り麻酔では幼児期の症例が最も多く，この年齢層の児が麻酔導入時に精神的ダメージを受けやすいので，前投薬の使用も考慮する必要がある。

2. 麻　酔

日帰り麻酔の原則として①導入が速やかであること，②気道刺激，循環抑制の少ないこと，③安定した麻酔が維持できること，④覚醒が速やかであること，⑤悪心・嘔吐作用を誘発しないこと，⑥麻酔覚醒後の経口摂取，運動機能，排尿などに影響を与えないこと，⑦小児では注射など痛みを伴う処置はできるかぎり避けること。

以上の原則を満たす麻酔方法はセボフルランによる吸入麻酔が最適であると思われる。現在一般的に使用されている他の吸入麻酔薬（イソフルラン，ハロタン）による吸入麻酔は，セボフルランと比較して導入覚醒，気道刺激，循環抑制の面で問題が多い。

通常のケースは児の手術室入室，モニター（後述）類の装着，マスクによる麻酔の開始（亜酸化窒素3l/min，酸素2l/min，セボフルラン3～5％），約5分で麻酔の安定，静脈路の確保，必要な症例は気管挿管，維持麻酔（セボフルラン3％），手術開始となる。

顔面（眼，鼻，口腔）の手術，伏臥位の手術では気管挿管またはラリンジアルマスクで気道の確保をするが，他の部位の手術はマスクによる維持を原則としている。日帰り麻酔では気管挿管は避ける方が無難であると思われるが特に考慮する必要はない。

術中の輸液は水分の補給，抗生物質投与のルート，緊急事態発生時の静脈路としての意味があり，麻酔導入後ただちに確保が必要である。30分ほどの麻酔で終了する症例で50～100ml程度輸液する。輸液剤は乳酸リンゲル液が主に用いられている。

小学生高学年以上の児で注射を受け入れる場合は，手術室入室後，静脈路を確保して，静脈麻酔薬（バルビツレート，プロポフォール）で急速導入も可能である。術中の維持もプロポフォールの持続注入による静脈麻酔で行うことも可能な症例もある。

3. 術中モニター

術中の患児の状態の把握のためおよび安全性の確立のためモニターによる監視は入院手術，日帰り手術の区別なく全身麻酔を行うかぎり必要である。通常，胸壁聴診器，心電図，血圧，体温，血中酸素飽和度（パルスオキシメータ）は必ず装着する。終末呼気二酸化炭素分圧（ETco_2），血中麻酔ガス濃度はマスク麻酔では正確な値が示されないので測定していない（保険点数上もマスク麻酔では算定できない）。導尿，観血的動脈圧，CVPなどは日帰り麻酔でモニターすることはない。

4. 術中合併症

起こりうる合併症は入院手術症例と変わりはないが，日帰り手術では全身的な疾患のな

いリスクの低い患児が対象であるから，患児自身の状態を原因とする合併症はまれである。患児の素因を原因として起こる合併症で頻度が最も高いのは喘息発作である。セボフルランはハロタンと比較して気管支拡張作用が弱く，麻酔深度も浅いため何らかの刺激を誘因として喘息を発症させる危険性がある。特に喘息の既往のある児はその傾向が強い。術前診察での喘息に対する詳しい問診（発症の頻度，最も最近に起こった発作，症状の程度と治療法，連用している薬物など）が重要である。起こりやすい季節，最近1カ月以内に発症している場合は手術を延期する。

その他の合併症として，換気不全（怒責，喉頭痙攣，誤嚥，マスク保持不良）循環不全（徐脈，低血圧），不整脈などが麻酔科的に起こりうるが，麻酔科医の細心の注意で避けることのできるものがほとんどである。外科側が原因となって起こる合併症としては，出血多量，手術過誤（開胸，臓器損傷など）があるが，これらも術者の手技と細心の注意で防ぎうるものである。麻酔科医も外科側医師も侵襲の小さい手術であることで，注意力が散漫にならないように，専門医が確実に行うことによって合併症を未然に防ぐことが最も重要である。

VI．術後鎮痛

児が手術に際して最も恐れ心配するのは"痛み"であり，実際術後に痛みがあると児は泣き叫び安静が保てない。親も児が痛がることを最も心配している。日帰り手術では，術後帰宅して親が児の管理をすることから，痛みのコントロールは重要な要素である。しかし強力な鎮痛薬は呼吸抑制，悪心・嘔吐などの副作用があり，日帰り手術で使用することは禁忌である。痛みは抑制するが副作用のない鎮痛方法が絶対条件である。術後の鎮痛法として①局所麻酔薬による手術部位での神経ブロック，②坐剤の挿入，③経静脈的に鎮痛薬の投与，④仙骨硬膜外への局所麻酔薬の投与がある。①は鼠径ヘルニア，停留精巣手術で術野から腸骨鼠径神経を直接ブロックする。神経組織を直視下でブロックするため効果は確実であるが薬物の量が多かったり，深く広く広がると他の神経までブロックして起立や歩行が一時的に障害されることがある。通常0.25％のブピバカイン1～2ml使用する。他の神経への影響をなくすため穿刺しないで術野に撒布しても十分効果が得られる。②はすべての部位の手術で効果を現わすため，最も一般的に用いられている。ジクロフェナク坐剤1mg/kgを麻酔導入直後に挿入する。効果発現までに約1時間要するので短時間の手術の場合手術終了時に鎮痛効果が現われていないので①の方法と併用すれば，より有効である。ただし，この薬物は喘息を誘発する可能性があるので喘息の既往のある児は避ける方が無難である。③は経静脈性の鎮痛薬としては，ペンタゾシンが比較的よく用いられるが使用量の判断が難しい。少量では効果が不十分であり多量になると悪心・嘔吐の誘発，麻酔の覚醒にも影響する。その他ブプレノルフィンの坐剤，注射が入院手術では使用されるが，作用時間が長いため日帰り手術では用いない。④は仙骨硬膜外ブロックによる術後鎮痛は手技が容易で効果が確実なため，10歳以上の児で坐剤だけでは不十分と思われる場

合に用いられる。鼠径部や会陰部の手術では術中の麻酔および術後鎮痛のために手術開始前に施行しておけば麻酔薬使用量の削減，鎮痛薬の減少につながり好ましい方法である。手技が少し煩雑になるが，手術部位が合致すれば選択して良い方法である。0.125％ブピバカイン0.5〜1.0ml/kgを使用する。起こりうる副作用として，尿閉，運動障害があるが薬物の作用時間が経過すると消失するので，その間観察を確実に行えば問題はない。

術後鎮痛の原則として，副作用が少ない，作用発現が早く作用時間が長時間でないもの，鎮痛作用が主で鎮静作用は比較的弱いもの，乳幼児は比較的軽い作用の薬物，年長児は効果の確実な方法および薬物が理想である。術後3時間ほどで帰宅させることを念頭において，それから逆算して薬物の投与時間，投与量，鎮痛方法を決定しなければならない。帰宅後に投与薬物を原因とする異常が発生することのないように，もし在院中に異常の兆候があれば躊躇なく入院させて監視を行う。

VII. 術後経口摂取，離院帰宅

1. 経口摂取

原則は可能なかぎり早く水分の摂取を開始する。起床時からの水分制限，術前のストレス，術中術後の輸液量などから患児は脱水傾向にあることが多い。児が術後に安静を保つには痛みを取ることと水分補給による脱水状態からの解放と満足感を満たすことである。日帰り手術では対象が体表の手術にかぎられているため，術後，外科的理由による経口摂取制限はない。麻酔が完全に覚醒し，咽頭喉頭反射が正常に戻っていれば経口摂取は可能である。手術終了後5〜10分で麻酔から覚醒するが，覚醒時はほとんどの児が興奮状態で泣き叫んだり，激しい体動を来したりするのでその時期が収まり，親と正常な会話ができ，落ち着きが戻れば経口摂取を開始してもよい。通常，手術終了後1時間以上経過すれば問題なく経口摂取が可能である（GOS麻酔の場合）。麻酔の方法，使用薬物によって，麻酔覚醒時間，反射の回復時間は異なるので経口摂取開始の時間は症例ごとに配慮するのは当然である。術後最初の摂取は10ml/kg（最高200mlまで）の水分（ジュース，ミルク，母乳などで特に制限しない）としている。摂取後30分以上様子を観察して悪心・嘔吐がなく，さらにほしがれば自由に水分の摂取は許可している。帰宅までは道中での嘔吐などを考慮して固形物の摂取は禁止とするのが安全である。水分の摂取後嘔吐した場合（摂取後急激な体動をした場合に起こしやすい）1時間ほど様子を観察して嘔気や気分の悪さがなくなり，ほしがれば水，茶などの清澄飲料を少量ずつ飲ませて，問題がなければ元に戻し以後通常どおりとする。

2. 離院帰宅

ほとんどの乳幼児が術後水分を摂取して術前の状態に回復すれば，ベッド上で安静にしていることは不可能である。年長児は精神的な面が強く現われるため安静にしているが歩行などは十分可能である。水分摂取後1.5〜2時間経過を観察し，以下の条件を満たせば，

麻酔科医の診察の後離院帰宅を許可する。①バイタルサインが安定している，②意識状態が清明である（幼児以上では普通に会話ができる，乳児では顔を見て泣き出すなどの反応がある），③悪心・嘔吐がない，または治まっている，④痛みがない，またはあっても軽微で我慢できる，⑤創部の出血および腫脹がない，⑥自力で運動ができる（歩行，ベッド上での起床，寝返りができる），⑦親が帰宅することに十分納得している。

これらの条件をすべて満たしておれば，診察のうえ，帰宅後の注意点（食事，入浴，通園通学，運動，創部の観察，予防接種，異常時の連絡など）を再度確認した後，帰宅させる。

3. 入院を必要とする条件

術中・術後に以下の状態が認められた場合は，入院をさせて少なくとも1日以上状態を観察する。①術中の異常（心停止，高度の徐脈，低血圧，肺水腫，高度の喘息発作，胃内容の誤嚥など），②大量の出血，③悪心・嘔吐の持続，④硬膜外ブロックの作用の持続，副作用・合併症の発生，⑤親の入院希望。

多くの症例を日帰り手術していると必ず入院を必要とする症例があるので，いつでも入院させられる後方ベッドを院内に1〜2床確保しておくことも絶対条件である。

VIII. 帰宅後のフォロー

患児が離院した瞬間から患児の管理，観察は親の手に委ねられるが，施術者側の責任がなくなったわけではない。患児が完全に回復し術前の状態に戻った時点で責任から免除される。離院時には，帰宅後の注意点を十分説明し，症例ごとにパンフレットに記入して手渡すなどの念には念を入れた配慮が必要である。帰宅後の異常（嘔吐，発熱，疼痛，創部の出血・腫脹が比較的多い）の場合の連絡先の徹底を図っておく。担当麻酔科医，外科側医師に連絡が必ず通じるように院内の連絡網の整備が大切である。離院時になんらかの不安があった児に対しては，夕方に電話連絡を行い帰宅後の状態の確認を行う。問題があればその対策，起こりうるかもしれない状態の説明と対処方法を話し，心配なことに対する十分な説明を行う。治療が必要な場合は再来院または近隣の家庭医への受診を勧める。

術翌日は，各科外来に受診する児以外の児に対して電話による再診を行う。内容は食事摂取の様子，異常（嘔吐，発熱，疼痛，出血・腫脹）の有無，日常生活の様子（通園通学，運動および動作など）を確認し，問題がなければ日帰り手術が完了したことになる。

外科の鼠径ヘルニアは術後抜糸がなく，特に異常がなければ術後の診察もないため，この電話再診で完治したことになるので，大きな責任と役割を果たしている。帰宅後のフォローに関しては，施設により対応が異なっており，特に病院側からは積極的に何もしない，問題のあった児のみ電話による再診を行う，全症例に電話による再診を行うなどが行われているが，施設による体制の問題があるため難しい面があるが，全症例に対するフォローが必要であると考えている。

IX. まとめ

　日帰り手術に対する関心が高まり各施設で実施されるようになってきたが，日帰り手術が安全で，患児および家族に信頼される医療形態になるために，施術者側の中心として，また麻酔科医としてどのような考え方で術前・術中・術後の管理を進めるかについて述べた．日帰り手術の主役は患児であり，実施される手術が侵襲の小さなものであってもその安全のために，麻酔科医を含めたすべてのスタッフと家族が協力して推進しなければならない．小児の日帰り手術は全身麻酔が必須であり，手術より患児に与える影響は麻酔の方がはるかに大きいことから，麻酔科医が日帰り手術全体の指揮者となって運営していく方が，円滑で無駄のない運営が可能になる．いずれにしても麻酔科医，外科側医師，患児および家族のお互いの信頼関係が確立されてはじめて日帰り手術の長所が引き出されることを念頭において管理，運営していかなければならない．

参考文献

1) Cote CJ, Zaslavsky A, Dawnes JJ, et al : Postoperative apnea in former preterm infants after inguinal herniorrhaphy. A combined analysis. Anesthesiology 82 : 809, 1995
2) Van Der Walt JH, Robertson DM : Anaesthesia and recently vaccinated children. Paediatr Anaesth 6 : 135, 1996
3) Hannallah RS : General anesthesia techniques, Ambulatory Anesthesia and Surgery. Edited by White PF. London, W.B. Saunders, 1997
4) Levine MF, Spahr-Schopfer IA, Hartley E, et al : Oral midazolam pre-medication in children : The minimam time interval for separation from parents. Can J Anaesth 40 : 726, 1993
5) 重見研司, 神林祐子, 田中義文ほか：小児全身麻酔前投薬としてのミダゾラムとアトロピンを含有した棒付きキャンデーの試作投与. 麻酔 49 : 496, 2000

以下の書籍は本章執筆に際して，全般的に参考とした
　※　村田　洋：日帰り手術における麻酔科医の役割. 看護管理 9 : 434, 1999
　＊　村田　洋：小児の日帰り手術における麻酔の要点. 手術 53 : 1807, 1999
　＃　村田　洋：外来患者の麻酔, 小児麻酔ハンドブック. 三川　宏ほか編. 東京, 南江堂, 1994, p171

第11章 成人の日帰り麻酔

I. はじめに

　　日帰り麻酔では患者を適正に選択することが最も重要である。日帰り手術は若く健康な患者（ASAクラスI）の簡単な手術から，より複雑な手術へ，高齢者や疾病を有する患者（ASAクラスII～IV）へとしだいに適応対象が広がっている[1,2]。有病患者では適切な周術期管理が重要であり，周術期合併症を未然に防止し，早期に発見，早期に治療するためには適切な術前評価が極めて重要である。この章では基礎疾患を有する成人患者の日帰り麻酔における問題点について述べる。

II. 高齢者

　　高齢者では一般に新しい環境への適応能力に問題があることが多い。日帰り手術では入院手術に比べ，日常生活の中断時間が短く，早期に日常生活に復帰できるので，高齢者の精神的・肉体的ストレスを最小限に抑えられる。したがって高齢者では日帰り手術を積極的に勧めるべきである[1,3]。

　　高齢者は加齢変化に加えて種々の疾患を合併していることが多い[4]。術前評価では臓器予備力，治療薬，予定手術内容などについて十分に評価することが重要である。例えば，高齢者ではしばしば低血圧による心拍数増加がみられないこと，圧受容体反射が減弱しているために起立性低血圧を起こしやすいこと，循環系薬物を長期間服用している場合には周術期の循環動態が修飾されることがある。また，冠動脈疾患や無症候性心筋虚血を起こす頻度が高いので術前心電図の注意深い評価が必要である。陳旧性心筋梗塞，左脚ブロックなどの伝導障害のある場合はさらに検査が必要である。

　　一般に高齢者では薬物に対する感受性が高く，薬物の必要量が減少する。吸入麻酔薬では最小肺胞内濃度（minimum alveolar concentration；MAC）が減少する。通常量の麻酔薬

では導入時や非刺激時などに過度の低血圧がみられることがある。全身麻酔や鎮静からの意識の回復がしばしば遅れ，術後に不穏や昏迷状態となることがある。局所麻酔下の手術でも術後に認知能力の低下がみられることがある。また高齢者では低酸素血症を来しやすく，低酸素や高二酸化炭素血症に対する換気応答が減弱している。高齢者では麻酔回復時には必ず酸素を投与し，麻酔から十分に回復するまで回復室で観察することが重要である。

高齢者では周術期に誤嚥や低体温などを来しやすいのでその対策が必要である。四肢や頸部などに可動制限がある場合は体位に十分注意する。また，高齢者の動作や行動は一般に緩徐であるので，決して急がせてはならない。

高齢者は認知能力低下や視聴覚障害を呈することが多いので，術前・術後の注意事項を患者ならびに介護者に明確に理解させ実行させるためには忍耐強い努力や工夫が必要である。日帰り手術の成功のためには，術後の通常の日常活動，飲食や投薬プランへの復帰プロトコルをあらかじめ計画し，患者に指導する必要がある。術後合併症予防のためには責任能力のある介護者を確保することが必須であるので，患者の社会的環境に注意を払い，親族・知人に介護を期待できない場合には在宅ケア支援要員を確保しなくてはならない。

III. 心血管疾患患者

冠動脈疾患，脳血管疾患，高血圧などの心血管疾患を基礎にもつ患者は周術期合併症発症の危険性が高いので，術前評価では十分な病歴聴取と理学所見を得ることが極めて重要である[1)2)5)]。

1. 高血圧症

術前診察時には未治療あるいはコントロール不良の高血圧患者に注意する必要がある。高血圧症患者では他の心血管疾患（虚血性心疾患，不整脈，心筋症，心不全，脳血管疾患，腎障害など）を合併していることがあるのでその評価が必要である。心機能障害が考えられる場合は，心電図と一般生化学検査に加えて心エコー，負荷試験，心筋シンチグラムなどの諸検査が必要である。コントロール不良の高血圧患者（拡張期血圧が90〜110mmHg以上）では，術中の血圧変動が極めて大きく周術期に心合併症（特に心筋梗塞）を起こしやすいので日帰り手術は延期し高血圧治療を優先する。術前診察時や手術当日来院時の血圧が高値を示す例では，術中の血圧変動が大きいのでその対策が必要である。

高血圧症患者では，コントロール不良の場合では特に，全身麻酔導入により低血圧，気管挿管・抜管時や執刀時には高血圧となる。またわずかな循環血液量の減少により低血圧に陥りやすく，昇圧刺激には過剰に反応する。術中血圧は普段の血圧の20％以内の変動に維持する。頻脈は周術期心筋梗塞の危険因子なのでβ受容体遮断薬で積極的に治療する。

術後に高血圧が持続する例や心筋虚血を示す例では入院させる。利尿薬以外の高血圧治

療薬は術前・術後も続けるように患者を指導する。

2. 冠動脈疾患

　　冠動脈疾患患者の術前評価には詳細な病歴聴取と心機能評価が重要である。心不全徴候が存在したり，運動負荷に耐えられない場合，胸痛パターンが変化している場合などは「簡単な」手術であっても術後心合併症の危険性が高いので日帰り手術の対象にはならない。詳細な病歴，心電図とその時間的変化，種々の心機能検査とその評価（心収縮能，残存機能心筋量，心筋虚血となる負荷の程度）などについては循環器内科医へのコンサルトが必要である。不安定狭心症患者では冠動脈形成術あるいはバイパス術を日帰り手術より優先すべきである。心筋梗塞後6カ月以内の手術は避けるべきだとされているが，術前に十分に心機能を評価し予定手術内容を吟味すれば，場合によっては，心筋梗塞後4カ月以降の日帰り手術は可能である[1]。

　　安定した状態にある患者では現在の治療（β受容体遮断薬，亜硝酸薬，降圧薬など）を継続する。抗血小板薬は，術中出血量が多いと予測される場合7～10日前より中止する。

　　手術に伴う苦痛が強い場合，monitored anesthesia care（MAC）は避けるべきである。脊椎・硬膜外麻酔で行う場合は循環変動を可能なかぎり避ける。麻薬や鎮静薬を使用すると狭心痛を訴えなくなることがあるので要注意である。全身麻酔の場合，麻酔深度が浅く高血圧や頻脈を呈することは危険である。頻脈は，血圧が維持されていれば，麻酔薬投与量を増量するかβ受容体遮断薬投与で治療する。

　　心筋虚血は術中よりも術後に多い。術後は高血圧と頻脈を避け，冠血流を維持し，疼痛管理を十分に行わなければならない。術後はできるだけ早期に通常の投薬プロトコルへ復帰させる。狭心症状や心電図異常が持続する場合は入院させ，積極的に介入治療を行う。冠動脈疾患患者では予定外入院となる可能性が他の疾患患者よりも高いが，ASAクラスⅢ～Ⅳであっても術前に十分に治療がされている患者では日帰り麻酔は可能である。

3. 心臓弁膜症

　　弁膜疾患を有する患者の術前評価では，個々の疾患の病態生理を理解することと重症度の評価が重要である。心不全がなく心収縮機能が代償性に維持されていれば日帰り手術は可能である。心不全症状がある場合，侵襲的モニターが必要な場合は日帰り手術の対象にならない。弁疾患患者ではしばしば不整脈（特に心房細動），末梢および肺血管抵抗の変化，心筋虚血などがある。冠動脈が正常であっても心腔内圧上昇と拡張期短縮のために狭心症状が起こる。特に大動脈狭窄症で狭心症や失神症状のある場合は，非常にリスクが高いので日帰り手術は行わない。術前診察時に未診断の心雑音がある場合は心機能の評価をすべきである。New York Heart Association（NYHA）心機能分類Ⅰ～Ⅱ度では日帰り手術可能であるが，NYHA心機能分類Ⅲ度では小手術のみとする。局所麻酔手術であっても患者は横臥できることが必要である。呼吸困難，起坐呼吸，易疲労性などの心不全症状のある患者は術前に治療し心機能を改善させなければならない。不安，発汗，安静時頻脈は交

感神経の代償性亢進状態を示している。

ジギタリス投与患者では安静時の心室拍数が80/分以下に調節されていれば適切と考えられるが，心電図上のPR間隔延長，徐脈，心室性期外収縮はジギタリス中毒を示唆する。低カリウム血症はジギタリス中毒を増悪するので，特に利尿薬を併用している患者では血清カリウム濃度に注意する。抗凝固薬は術前に中止するかヘパリンに変更する。僧帽弁置換患者では塞栓症を起こしやすいので抗凝固療法の継続が必要である。弁疾患患者では心内膜炎の予防のために抗生物質投与が必要である。

麻酔管理では心拍数・血圧・血管抵抗の維持が重要である。弁狭窄患者では，前負荷，心収縮能，心拍数，リズムを厳密に維持する。閉鎖不全症や逆流では肺および末梢血管抵抗を低く保つ。連合弁膜症では血行動態変化に大きく影響している弁疾患に対しての管理を主体にする。

4. ペースメーカ患者

ペースメーカが十分よく機能して状態が安定している患者は日帰り手術の適応になる。ペースメーカ患者ではペースメーカ装着の原因疾患（虚血性心疾患，弁疾患など），患者固有リズム，投与薬物，ペーシング型式，他の合併する疾患などの評価が必要である[6]。術中は極力，電気メスの使用を避ける。電気メスを使用する場合はペーシング様式を固定レートに変換する。ペースメーカ電池交換手術はペースメーカ機能が安定するまでモニターを続けなければならないので日帰り手術には適さない。

IV. 呼吸器疾患患者

1. 気管支喘息

喘息患者の術前評価としては，喘息の重症度とそのコントロールの程度，発作の誘因（アレルギー，呼吸器感染，寒冷刺激，運動など）ならびに治療薬が重要である[1) 2) 7)]。気管支喘息の病態の基本は気道の慢性炎症である。軽症（発作が週1～2回，肺機能はほぼ正常）の治療は発作時にβ_2受容体刺激薬を投与するのみでよいが，中等度から重症の場合では治療の中心はステロイドの継続的吸入である。ステロイドは強力な抗炎症作用を有し，気道過敏性を減弱させ，発作頻度と他の併用薬物必要量を減少させる。緊急時および運動誘発喘息の予防にはβ_2受容体刺激薬の吸入が第一選択である。夜間性喘息の予防や長期管理薬として徐放性テオフィリン薬も使われる。吸入抗コリン薬は慢性閉塞性肺疾患を合併する患者に有効である。

術前から喘息治療薬を投薬されている患者では投薬を継続する。普段から自己吸入している患者では手術室入室前に通常量を吸入させる。侵襲の小さな日帰り手術の場合，副腎皮質不全のある場合以外は，ステロイド服用患者に手術前にステロイドを追加投与する必要はない。

術前の理学所見では，上気道炎症，呼気性喘鳴，呼気の延長，咳，ラ音，鼓音の増強な

どが重要である。安定した喘息患者では肺機能検査や血液ガスは特に必要ない。周術期気管支痙攣の危険因子としては，最近の上気道感染，喫煙歴，咳，喘鳴，入院歴，投薬，周術期喘鳴の既往などである。

　麻酔方法は気管支痙攣誘発の危険が少ない方法を選択する。気管挿管による直接刺激を避けるため，マスク麻酔またはラリンジアルマスクの使用を考慮する。ケタミンには気管支拡張作用があるが幻覚作用のため日帰り麻酔では好まれない。プロポフォールは気管支拡張作用がありよい適応であろう。揮発性吸入麻酔薬には気管支拡張作用があり使用可能である。術中は気道刺激を避けるため麻酔薬濃度を上げる。

　全身麻酔中に気管支痙攣が起こった場合は，①麻酔薬濃度を上げ，②骨格筋を弛緩させ，③100％酸素を投与する。咳は気道閉塞を悪化させるので筋弛緩薬を投与する。換気／血流比不均等による低酸素血症の是正のために100％酸素を投与する。次にβ_2受容体刺激薬を吸入させる。気管チューブからの吸入は効果が弱いので，挿管患者ではβ_2受容体刺激薬を増量する。ステロイドは作用発現が遅いので緊急時には有用性に欠ける。

　アスピリン喘息の既往のある患者には非ステロイド消炎薬（non-steroidal anti-inflammatory drugs；NSAIDs）は禁忌であり，ヒドロコルチゾンの投与により増悪することがある[8]。発作時にはβ_2受容体刺激薬やアミノフィリンなどで治療する。

2. 慢性閉塞性肺疾患（chronic obstructive pulmonary disease；COPD）

　COPD患者の術前評価は喘息に準じ，現在の状態，肺機能，長期使用されている薬物などが重要である。COPDでは肺胞の破壊と気道の閉塞が特徴的で，ガス交換能が障害されている。破壊されていない肺では気管支攣縮，感染，分泌物や無気肺などがあり，これらは気管支拡張薬，抗生物質，肺理学療法で術前から治療しておく。喫煙者では術前からの禁煙が必要で，気道分泌物を減らし気道繊毛運動やマクロファージ機能を回復させるためには術前6〜8週間の禁煙を要する。急激な禁煙は一時的に分泌物を増加させ気道閉塞を起こす危険があるが，禁煙後24時間以内に一酸化ヘモグロビン量が減少し酸素化能が改善する。高二酸化炭素血症や低酸素血症は術後のリスクを増加させるので，術前の血液ガスやパルスオキシメトリは術前評価に有用である。肺機能検査は必須ではないが，全身麻酔後に換気補助が必要かどうかの目安になる。またCOPD患者では高齢，肥満や心血管疾患などを合併していることが多い。

　日帰り手術は患者の全身状態が最もよいときに行う。薬物は手術当日朝まで服用させる。手術は，可能なかぎり局所麻酔で行う。COPD患者では高位の脊椎麻酔や硬膜外麻酔には耐えられないことがある。腕神経叢ブロックで気胸や横隔神経ブロックを起こすと非常に危険である。全身麻酔が必要な場合は，気管支痙攣を起こすような操作は避ける。ラリンジアルマスクは気管挿管より気道の刺激が少ないので有用である。

V. 内分泌代謝疾患患者

1. 糖尿病

　糖尿病患者の術前評価では血糖値のコントロールとともに合併疾患（腎不全，冠動脈疾患，無症候性心筋虚血，不整脈，脳血管障害，末梢血管障害，末梢神経障害，起立性低血圧，消化管運動障害，白血球機能障害など）についても十分に評価しなければならない[1)2)]。stiff-joint症候群やprayer signのある患者では挿管困難が予測される。術前検査では心電図，血糖値，血清電解質，血清クレアチニンは必須で，さらに他の合併疾患がある場合は検査が必要である。

　糖尿病患者では誤嚥や悪心・嘔吐を起こす危険が高いので，前投薬にメトクロプラミド，H_2受容体拮抗薬，制吐薬などを考慮する。全身麻酔で行う場合，合併疾患を十分考慮した注意深い管理が必要である。局所麻酔や脊椎・硬膜外麻酔は内分泌代謝系への影響が少ないが，末梢神経障害の評価が重要である。四肢などが術中に圧迫虚血に陥らないように患者体位に十分注意する。

　糖尿病の周術期管理の目標は，糖代謝維持と蛋白異化と電解質異常の予防であり，適切な血糖，体液，電解質，酸塩基平衡のコントロールが重要である。心血管疾患の合併と易感染性，創傷治癒遅延は手術予後に影響する。周術期の血糖値管理の目標は120～180mg/dlであるが，患者の普段の血糖値コントロール，手術内容，手術時間，経口摂取再開可能かどうかによって影響される。

　術前の患者指導では禁食指導とともにインスリンなどの投薬指導が重要である。周術期の血糖値コントロールは，患者の術前のインスリン投与法や患者が指導に従えるかどうか，血糖値を自己測定できるかどうかによって異なる。インスリン依存型糖尿病（insulin dependent diabetes mellitus；IDDM）患者の手術は普段のインスリン投与プロトコルに早期に復帰できるように午前一番の手術とするべきである。患者を来院前8時間禁食させ来院時に血糖値を測定する。その後ブドウ糖の静脈内投与を開始するとともに，通常投与量の1/2～1/3のインスリンを皮下投与する。低血糖の場合はインスリンを投与しない。以後1～2時間ごとに血糖値を測定する。高血糖の場合は速効型インスリンの皮下投与を行う。この方法（術前から糖とインスリンを投与する方法）は，術後飲食再開後までインスリン投与しない方法に比べて低血糖になりにくい。インスリン持続静脈内投与の場合は低血糖に注意し，飲食再開後に静脈内投与を中止する。

　インスリン非依存型糖尿病（non-insulin dependent diabetes mellitus；NIDDM）では禁食中は経口血糖降下薬服用を中止させる。術後経口摂取再開時に通常量の服用を再開する。NIDDM患者でも来院時に血糖値を測定する。250mg/dl以上の場合は，浸透圧利尿による脱水を避けるため，インスリン投与＋ブドウ糖輸液を考慮する。250mg/dl以下の場合はインスリンを投与せず，輸液にはブドウ糖を付加しない。

　日帰り手術の場合，インスリン投与患者では通常の投薬プロトコルに早期に復帰できる。しかし，自律神経異常のため術後悪心・嘔吐の頻度が高く，制吐薬や輸液治療が必要にな

ることが多い．さらに自律神経異常のため排尿障害を起こすことがある．インスリン投与患者では帰宅前に血糖値を測定する．通常の帰宅基準に加えて，血糖値のコントロール（帰宅後に血糖値自己測定とインスリン投与量の自己調節ができるか），飲食再開，自律神経症状（悪心・嘔吐，胃不全麻痺，起立性低血圧など）についての評価が必要である．

2. 甲状腺疾患

日帰り手術の対象となるには，甲状腺機能が正常であることが必要である[3]．甲状腺腫が気道確保の障害にならないか評価する．眼球突出がある場合は角膜損傷の危険があるので眼球保護に注意する．

3. 病的肥満

病的肥満患者の術前評価では合併症（高血圧，拘束性肺疾患，睡眠時無呼吸，心疾患，糖尿病，肝疾患など）が重要である[1]．病的肥満患者では気道確保や静脈路確保が困難なことがある．胃排出時間が延長しており腹腔内圧が高いために嘔吐ならびに誤嚥の危険性が高い．脂質溶解性の高い麻酔薬を使用した場合は覚醒遅延が起こりえる．また静脈うっ滞による血栓症の危険がある．睡眠時無呼吸，Pickwickian症候群，低酸素血症などでは，局所麻酔下の短時間手術以外は日帰り手術の対象としない．

VI. その他

1. 人工透析

透析患者は高血圧，冠動脈疾患，糖尿病などを合併していることがある．術前評価では特に体液・電解質バランス，過剰血漿量，狭心症状，凝固・血小板機能などに注意する[1]．手術は可能なかぎり透析翌日で患者が至適体重付近にあるときに行う．血清K濃度（糖尿病合併の場合は血糖値も）を手術当日朝に測定する．可能なかぎり手術は局所麻酔で行う．全身麻酔で行う場合は循環抑制の少ない麻酔法を選択するとともに，腎不全による薬物動態の変化を考慮しなくてはならない．血清K濃度が高めであることが多いのでスキサメトニウムは使用しない．術後，帰宅後に特別な管理が必要でないかどうかの検討が必要である．透析患者には軽度の精神障害がしばしば観察されるので，帰宅後の介護計画に注意が必要である．

2. 慢性関節リウマチ

慢性関節リウマチ患者では頸椎の可動域制限や脱臼，下顎低形成などを伴うことがあり気道確保が困難となる可能性が高い[1]．頸椎疾患が示唆される場合，術前に頸部X線写真で評価する必要がある．無症候性輪状披裂関節炎を合併していると挿管困難や術後喉頭浮腫を来すので口径の小さい気管チューブを選択する．嗄声や顎関節症状がある場合は，術前に気管支ファイバーで評価する必要がある．アスピリン，NSAIDsやステロイドを長期

使用されていることが多いので、脊椎・硬膜外麻酔を行うときは出血時間を測定する。

3. 免疫抑制状態

　日帰り手術は院内感染の危険が少なく、日常活動に早期に復帰できるので悪性疾患などの免疫抑制状態にある患者にとっても価値がある[1]。緊急性のある検査や手術（例えば静脈ないし動脈注入用ポートの作成、生検など）のために術前診察を早急に行わなければならないことがある。

　術前評価では主疾患の状態、合併疾患、臓器予備力、手術手順などが重要である。患者の全身状態と治療効果を反映する検査所見（例えば血算、凝固能、肝腎機能、血糖、胸部X線写真、心電図、血液ガスなど）に注意する。現在までの治療経過にも注意が必要である。例えば頸部癌の放射線治療では、組織の癒着や繊維化が起こるので気道の評価が重要である。また放射線治療後には外科切開が困難となり予定より手術が拡大する可能性もある。化学療法では直後ないしは遅発性に、組織壊死、遷延性の悪心・嘔吐、汎血球減少、組織浮腫、無菌性大腿骨頭壊死、心・肺・肝・腎などの臓器不全、種々の神経障害を引き起こす可能性がある。治療薬物の有害作用や副作用について熟知することは麻酔法の選択に重要である。ブレオマイシンやマイトマイシンCは肺繊維症を起こし、肺水腫になりやすいので、厳重な輸液・呼吸管理が必要である。アントラサイクリン系（ドキソルビシン、ダウノルビシンなど）には心筋抑制作用があり、全身麻酔には十分な注意が必要である。肝・腎不全を合併している場合、麻酔薬や筋弛緩薬の選択に注意する。脊椎・硬膜外麻酔を選択する場合は末梢神経症状に注意する。また抗腫瘍薬による中枢神経系抑制作用にも注意が必要である。貧血、凝固障害、栄養障害、電解質異常は術前に補正しておく。

　免疫抑制状態にある患者では清潔操作が特に重要である。頻回の入院や手術のため不安感が強く医療従事者に対する要求が過剰となることがある。また、鎮痛薬に耐性がある場合があるので、十分な疼痛管理が必要である。

4. 薬物依存

　薬物依存症の患者の日帰り手術は重大な問題を引き起こす可能性がある[3]。依存薬物としてはアルコール、ベンゾジアゼピン、麻薬、メタンフェタミン、コカインなどがある。薬物依存の疑いをもつことと注意深い病歴聴取が重要である。急性中毒の徴候がある場合は手術を延期する。常用者では協力性に欠けることが多い。また、心血管系、肺、肝臓などの諸臓器に障害がある可能性がある。また疼痛域値や薬物に対する反応性が通常とは異なっているので注意が必要である。

5. 気道確保困難

　気道確保困難や術後気道閉塞を起こすことが予測される場合は日帰り麻酔とするべきではない。

6. 悪心・嘔吐

以前の麻酔や手術に関連する有害事象の既往は麻酔計画に重要である[3]。特に術後悪心・嘔吐の既往がある場合は，繰返し起こす可能性が高いので予防的制吐薬の投与を考慮する。術後悪心・嘔吐は予定外入院となる原因のうちで麻酔に関連するもののうちで最も多い。

VII. 結　語

高齢者や術前併存疾患をもつ患者が日帰り麻酔の対象となるためには，①患者自身および家族が日帰り手術を希望していること，②手術・検査後の在宅ケアが非医療従事者でも可能な簡単なものであること，③帰宅後のケアを患者自身と成人介護者が責任をもって行うことに納得していることに加えて，④その疾患が術前から十分適切にコントロールされ，患者が安定した全身状態にあることが必要である。さらに医療提供側には患者の安全，医療の質や患者の満足度を確保するための適切な患者選択法，周術期管理法とそれを可能にする設備・人員が必要である。特に，緊急時と予定外入院に対応できる必要がある。

参考文献

1) Twersky RS : Management dillemmas of adult patients, The Ambulatory Anesthesia Handobook. Edtied by Twersky RS. St Louis, Mosby, 1995, p81
2) Gold BS, Fleisher LA : Management of outpatients with pre-existing diseases, Ambuatory Anesthesia & Surgery. Edited by White PF. London, WB Saunders, 1997, p138
3) Feeley TW, Botz GH : Factors influencing choice of anesthetic technique. Ambuatory Anesthesia & Surgery. Edited by White PF. London, WB Saunders, 1997, p190
4) 目黒和子：老人の麻酔，最新麻酔科学　改訂第2版．稲田　豊ほか編．東京，克誠堂出版，1995, p1264
5) 神原哲也, 真鍋雅信：循環器疾患患者の麻酔，図説最新麻酔科学シリーズ2，周術期管理．釘宮豊城ほか編．東京，メジカルビュー．1996, p174
6) 小坂井嘉夫, 大住寿俊：ペースメーカーと麻酔，心臓血管麻酔ハンドブック　第3版．奥村福一郎編．東京，南江堂，1998, p270
7) 小林　勉：呼吸器疾患患者の麻酔，図説最新麻酔科学シリーズ2，周術期管理．釘宮豊城ほか編．東京，メジカルビュー，1996, p185
8) 榊原博樹：アスピリン喘息．日本内科学会雑誌 85：227, 1996

第12章
日帰り麻酔に果たす麻酔科医の役割
―実務的な面を中心に―

I. はじめに

　　日帰り麻酔・手術では，この患者さんには日帰り麻酔の適応があるか否かの最終評価，日帰りを念頭においた適切な術中麻酔計画の作成，最終的な帰宅許可の指示など，日帰り麻酔の安全性に関する重要なポイントを麻酔科医が決定するといった役割を担っている。患者さんが朝来院し手術を終え，これを安全かつ快適に帰宅させるために麻酔科医の役割は極めて重要であると同時に，まさに麻酔科医の腕の見せ所となる。本項では日帰り麻酔での麻酔科医の実務的役割について述べる。

II. 麻酔科医の果たす役割

　　本邦における日帰り麻酔はほんの一部の施設を除いてはいまだルーチン化していない。したがって麻酔科医は日帰り麻酔・手術の周術期のすべての過程においてトータルコーディネータとしてリーダーシップを取らなければならない[1]。

1. 日帰り麻酔ソフト面での麻酔科医の実務役割

　　日帰り麻酔・手術の具体的な進行は，
　　①適切な患者の選択と日帰り麻酔適応の決定
　　②納得のいく術前説明と日帰り麻酔同意の取得
　　③必要最小限の術前検査，術前診察結果をふまえた患者の状態把握
　　④手術のスケジュールの決定
　　⑤術当日，術直前の注意点の指示
　　⑥術当日の理学的問診，バイタルサインのチェック
　　⑦術中麻酔管理

⑧術直後の集中管理
⑨ステップダウンリカバリでの帰宅許可までの観察と帰宅許可の指示
⑩帰宅後の緊急連絡システムと緊急収容先の確認

以上の順に進んでいく。このすべての項目で担当麻酔科医はソフト進行の責任者として行動しなければならない。

1）適切な患者の選択と日帰り麻酔適応の決定

日帰り麻酔症例として適当であるか否かと外科系当該診療科と麻酔科で2段階評価する。まず，当該診療科が日帰り麻酔・手術の候補者として図1の麻酔科医が作成したチェックリストに沿って評価し，適当と判断した場合まず当該診療科が日帰り麻酔・手術の概略を説明し同意を得る。次に術前検査結果がでた時点で術前紹介という形で麻酔科医が診察する。一般に，術前全身状態を示すASAクラスⅠ～Ⅱの比較的健康な患者が対象となる。術後の入院期間や合併症の発生率は術前のASAクラスよりもむしろ手術の種類，手術時間，患者の年齢と相関するので患者の評価のみならず担当する術者の腕前もこの因子として十分評価すべきである。

2）納得のいく術前説明と日帰り麻酔同意の取得

麻酔科医による術前診療の結果，日帰り麻酔症例として適応があると認めた場合には，麻酔科医の立場で再度説明する。その要点として，日帰り手術のメリットである患者や家

患者氏名： （ 歳）		
診　察　日：平成　　年　　月　　日（　）	担当医：	診察医：
手術予定日：平成　　年　　月　　日（　）	手術予定時間：　　時間　　分	
術前病名：	予定術式：	
身長：　　cm　体重：　　kg　血圧：　　/　　mmHg　脈拍数：　　/min　体温：　　℃		
既往症：特になし 　　　　高血圧・心疾患・肝疾患・腎疾患・糖尿病・内分泌疾患・喘息・呼吸器疾患 　　　　その他（　　　　　　　　　　）		
アレルギー：有・無　　　　　　　　　　麻酔・手術経験：有・無 服用中の薬物：		
	ASA Ⅰ，Ⅱ度で全身状態が比較的良好である	
	予定手術（治療）は，2時間以内で侵襲の少ない処置である	
	日帰り手術に関して患者または家族の同意が得られている	
	本人ならびに保護者が説明を十分に理解し，その指示に従うことができる	
	帰宅後電話で患者の状態を聞いたり，指示を与えることができる	
	病院までの距離が遠くなく，術後問題が生じたとき短時間で来院できる	
	帰宅時に責任のもてる成人の付き添いがいる	
	気道確保が困難ではない （開口障害，口腔内の巨大腫瘍，小顎症，極度の肥満，頚椎異常などがない）	
	重篤な慢性疾患を合併していない	

図1　日帰り麻酔・手術の適応に関する外科系医師によるチェックリスト（患者カルテに挿入）

族の生活リズムが維持できること，入院中の院内感染のリスクが軽減されること，経済的負担の軽減が可能であること，その反面，術後の観察時間が短いというデメリットもあることをわかりやすく説明する．この際，帰宅時，帰宅後に介護する方を同伴していただく．術前，術後ならびに帰宅後のことについて要点，注意点を説明しておく．日帰り手術はあくまで患者の希望をもって行うものとし，術者側から決して強制してはならない．本当に納得してもらった時点で同意書（図2）を作成する．

3）必要最小限の術前検査[2]，術前診察結果をふまえた患者の状態把握

術前検査の評価や患者の健康状態把握と同時に，日帰り麻酔・手術の主旨が十分理解できたか，医師・看護婦の指示によく従ってくれる人か，帰宅時，帰宅後に適切な介護者あるいは保護者がいるかなども十分把握しておく必要がある．さらに日常の仕事がどんなものかを聞き，夜勤業務がある場合には少なくとも術日3日以内の夜勤業務は避けるように指導する．

4）手術のスケジュールの決定

手術予定日を決定し，患者，術者，手術部，ステップダウンリカバリ，医事課に伝え，予定日にもっとも近い手術部連絡会議で再確認する．手術開始時間は午前中で手術が終わるように午前中の早い時期に予定する．入院の定例手術患者との混乱を避けるために入室に時間差をつける．予定された日帰り手術が中止，延期せざるをえなくなった場合には，その旨を当該診療科を通じて迅速に手術部およびステップダウンリカバリに伝えさせ，これを確認しておく．これら手術スケジュール管理も麻酔科医の大切な役割と認識すること．

日帰り手術の承諾書

_____科 _____医師から

日帰り手術の利点，欠点ならびに日帰り手術を受ける際に遵守すべき事項，注意点について説明を受け，十分納得いたしました．

住所_____ 患者氏名_____印

住所_____ 介助者（または保護者）氏名_____印

平成___年___月___日

麻酔科_____医師から

日帰り麻酔の利点，欠点ならびに日帰り麻酔を受ける際に遵守すべき事項，注意点について説明を受け，十分納得いたしました．

住所_____ 患者氏名_____印

住所_____ 介助者（または保護者）氏名_____印

平成___年___月___日

図2 日帰り麻酔・手術インフォームドコンセント様式（患者カルテに挿入）

```
手術前日と当日の注意点

①手術前日は，午後9:00までに夕食をおすませ下さい。
②手術当日は，朝食をとらないで下さい。飲水（水，湯さまし）は少量（コップ1/2程度）
  であれば午前6時までにお飲み下さい。
③手術当日は，指示のあったお薬のみ少量の水で服用して下さい。
④着替用の下着，タオルをお持ちください（ガウン（病衣）はこちらで用意します）。
  お化粧はなさらずに，アクセサリー（ピアス，ネックレス，指輪，時計など）は，はず
  しておいて下さい。爪は，短く切っておいてください。
⑤手術当日は医事課で再来受付を行ったあと，
  ___月___日___時___分までに当院中央手術部受付にお越し下さい。
⑥来院時は，帰宅後介護される方とおいで下さい。
⑦あなたの手術は，麻酔管理下に行います。手術時間は，約___時間の予定です。
  手術後，麻酔から回復するまで手術室内の回復室で休んでいただきます。
  その後，アメニティセンター（外来の回復観察室）でしばらく様子をみて，担当医師の
  診察のあと，帰宅することができます。もし術後の回復が遅れる場合は，1日入院して
  いただくこともあります。
⑧帰宅後の生活は，医師の指示どおりに行ってください。
  （詳しくは，帰宅時にお渡しするリーフレットをご覧ください。）
⑨御不明な点は，担当医師にお尋ねください。
```

図3　日帰り手術を受ける患者さんに対する手術前日と当日の注意点（患者さんへ配布）

5）術当日，術直前の注意点の指示

患者に対して，術当日，術直前の説明は担当当該科医師から十分な説明を行うが，さらに麻酔科医から図3に沿って何故これを守ることが大切かを説明する。手術当日および当日の飲食または薬物の服用については以下のことをよく守らせる。

a）飲食の制限

乳児の場合，母乳やミルクの摂取は6時間前にとどめる。午前9時手術開始であれば，午前3時までに授乳をすます。水や湯さまし（砂糖を少し混ぜても可）であれば，6カ月未満の小児では麻酔導入2時間前まで少量であれば摂取してもよい。6カ月以上の小児，成人では3時間前まで水か湯ざましであれば，10ml/kg以下ならば摂取してもよい。

b）薬　物

服用中の降圧薬，ステロイドなどは原則として手術当日朝まで内服を継続させるが，なるべく早朝に少量の水で服用するよう指示する。

6）術当日の理学的問診，バイタルサインのチェック

担当麻酔科医は患者が手術部受付後，患者控室での更衣をする前に食事制限状況の確認，精神的，肉体的現状について簡単に問診を行う。何か気になる異変があった場合には，必ずより経験を積んだ麻酔科医と相談して判断しなければならない。更衣した後手術室へ搬入し，バイタルサインのチェックを行う。

7）術中麻酔管理

麻酔前投薬，静脈確保，術中モニター，麻酔薬と麻酔方法についても常に「日帰り」と

いうことを念頭に置いた管理が必要となる[3]。

8）術直後の集中管理

すべての術後患者は手術部内回復室に一旦収容する（post anesthesia care unit；PACU）。術後管理は，一般の入院の予定手術患者と基本的に変わりないが，術後帰宅のあることを念頭に置いた術後観察および処置を行う。担当麻酔科医または回復室担当の麻酔科医，看護婦が患者管理にあたる。具体的には図4に沿って意識レベル，呼吸，循環，その他のバイタルサインなどを経時的に観察，測定し順次チェックリストに記入する。意識レベル，筋力の回復，呼吸，循環の安定，出血，疼痛のコントロール，悪心・嘔吐など副作用の対策を図る。疼痛コントロールには消炎鎮痛薬の坐剤を主に用いる。制吐薬としてはメトクロプラミド（0.15mg/kg静注），オンダンセントロン（0.1mg/kg静注，40kg以上であれば4mg静注）などで対応する。呼吸・循環系が安定し，意識レベルが正常となり，会話がスムーズに可能，小さな文字が読める，坐位をとるのが可能となればもはや集中管理は必要ないと判断される。この時点で当該診療科担当医に連絡し，外来のステップダウンリカバリへと搬送の指示を与える。

9）ステップダウンリカバリでの帰宅許可までの観察と帰宅許可の指示[4]

患者は帰宅許可がでるまでの間，看護婦，付添者（保護者）の観察下にステップダウンリカバリ（step down recovery；SDRまたはambulatory surgery care unit；ASCU）にてさらなる質的回復を得るために過ごす。この過程で担当麻酔科医は定時的に患者観察に訪れ，図4に沿った質的回復状態を評価し最終的に帰宅許可（street readyまたはhome ready）を判定する。患者が病院から帰宅するに際して，最小限の日常生活が営めることを判断し，その状態が一定基準に達していることを確認する。患者の身体的状態についてはチェックリスト（図5）を用いる。

10）帰宅後の緊急連絡システムと緊急収容先の確保

日帰り麻酔の欠点である術後の観察時間が短いことを補うため，帰宅後の緊急連絡・対応システムを整えておく必要がある。帰宅時配布用に作成したリーフレットに帰宅後に注意すべきことや緊急時の連絡先を明示する。帰宅後も24時間体制でもし必要ならいつでも診察を受けられるという安心感を患者側に与えることは重要である。具体的には術中術後の経過を把握している当該診療科担当医と麻酔科担当医が中心にこれにあたる。帰宅後に付添者から緊急連絡システムを通じ通報があった場合には適切な指示を与える。入院を必要とする場合もあるので，あらかじめ日帰り麻酔・手術緊急入院用ベッドを院内に確保しておくか，あるいは収容可能な関連病院のベッドを確保しておき，その都度確認をしておく必要がある。

2. 日帰り麻酔ハード面での麻酔科医の役割

術前麻酔科受診，術当日の受付システム，術当日の問診，更衣，保護者や付添者の術中待期，術直後の集中管理（PACU），帰宅許可までの観察（SDRまたはASCU），緊急収容，これら一連の日帰り麻酔・手術のハードシステムの確立には麻酔科医が積極的に関与すべ

第12章 日帰り麻酔に果たす麻酔科医の役割－実務的な面を中心に－

患者氏名：　　　　　　　　　歳，男／女，（回復室入室時間：　　時　　分）平成　　年　　月　　日　　特記事項：

		回復室入室	30分	60分	退室時	観察室入室	60分	120分	退室時	
意識	意識レベル-JCS	+								チェックリスト記載者
	見当識－人，場所，時間	+ −	+ −	+ −	+ −	+ −	+ −	+ −	+ −	回復室
	言語応答，命令応答	+	+	+	+	+	+	+	+	
呼吸	呼吸回数/分									記録室
	深呼吸	可 不可	可 不可	可 不可	可 不可	可 不可	可 不可	可 不可	可 不可	
	呼吸音－左右差，ラ音	+ −	+ −	+ −	+ −	+ −	+ −	+ −	+ −	帰宅後の状況
	Spo$_2$／Fio$_2$	／	／	／	／	／	／	／	／	
	舌根沈下	+ −	+ −	+ −	+ −	+ −	+ −	+ −	+ −	
	咳反射	+ −	+ −	+ −	+ −	+ −	+ −	+ −	+ −	
循環	血圧，脈拍	／，	／，	／，	／，	／，	／，	／，	／，	
	ECG異常（不整脈，ST上昇）	+ −	+ −	+ −	+ −	+ −	+ −	+ −	+ −	
筋力	頭部挙上	可 不可	可 不可	可 不可	可 不可	可 不可	可 不可	可 不可	可 不可	
	坐位	可 不可				可 不可	可 不可	可 不可	可 不可	
	起立	可 不可				可 不可	可 不可	可 不可	可 不可	
	自立歩行	可 不可				可 不可	可 不可	可 不可	可 不可	
その他	体温	℃	℃	℃	℃	℃	℃	℃	℃	
	疼痛	+ ± −	+ ± −	+ ± −	+ ± −	+ ± −	+ ± −	+ ± −	+ ± −	
	出血	+ ± −	+ ± −	+ ± −	+ ± −	+ ± −	+ ± −	+ ± −	+ ± −	
	自尿	+ −	+ −	+ −	+ −	+ −	+ −	+ −	+ −	
	経口摂取（水）			+ −	+ −	+ −	+ −	+ −	可 不可	
	悪心・嘔吐	+ ± −	+ ± −	+ ± −	+ ± −	+ ± −	+ ± −	+ ± −	+ ± −	

図4　術後回復のチェックリスト（患者カルテに挿入）

```
                    帰宅許可チェックリスト
                 平成____年____月____日____：_____
              外来カルテ番号_____-_____
              患者氏名_____
   □ 意識が清明で，正確な応答ができる
   □ 循環器系が安定している
   □ 呼吸状態が安定しており，気道狭窄等の症状がない
   □ 歩行その他の運動機能がほぼ正常に回復している
   □ 悪心・嘔吐がない，あっても軽微
   □ 少量の水を飲ませてみて，嘔吐等の異常がない
   □ 排尿が可能である
   □ 強い痛みがない
   □ 出血がない，あっても極めて少ない
   □ 発熱がない，あっても軽微
   □ 帰宅後，責任能力のある成人の付き添い人がいる
   □ その他，合併症がない

                              診 察 医 師_____
```

図5 帰宅時のチェックリスト(患者カルテに挿入)

きである。このときこそ，日頃のトータルマネージメントの麻酔科医の手腕を発揮すべきである。

III. おわりに

　本邦では日帰り麻酔・手術において欧米のケアコーディネータナースに相当するものがまだ育っていない。当面，快適で安全な日帰り麻酔・手術システムの確立には，このコーディネータの役を麻酔科医が積極的に行っていくことが本邦独自の日帰り麻酔・手術の発展に重要であろう。

参考文献

1) Van Vlymen JM, White PF : Outpatient anesthesia, Anesthesia. 5th ed. Edited by Miller RD. Edinburgh, Churchill Livingstone, 2000, p2213
2) Michael F, Roizen MF : Preoperative lavoratory testing : "What do we need?" Annual ASA Refresher Course Lectures 1997, 142, 1, 1997
3) White PF : What is new in ambulatory techniques : Annual ASA Refresher Course Lectures 1999, 311, 1, 1999
4) Chung F : Recovery pattern and home readiness after ambulatory surgery. Anesth Analg 80 : 896, 1995

付 録
保険制度，医療行政とのかかわり
―診療報酬改正をふまえて―

I. はじめに

　わが国では日帰り手術・麻酔は一部の施設で積極的に行われているが，まだほとんど普及していない。行われている手術の多くは小児の手術である。これは入院による小児の精神的負担を軽減する目的で行われているのである。アメリカでは小児だけではなく，病院によっては70％近い手術が日帰りで行われている。その理由は主に経済的なものである。
　しかし，皮肉なことに，多くの症例の経験から高齢者を含めかなりの合併症をもった患者でも，日帰り手術・麻酔が可能なことが証明された。例えば，ASAクラスIのみならず，ASAクラスIIIの患者も日帰りで手術が行われているのである。今後わが国でも日帰り手術・麻酔がアメリカのように増加するかどうかは，日本の医療システムがどのように変化するかにかかっている。わが国の動向を予測するには，日帰り手術が普及しているアメリカの事情を知る必要がある。

II. アメリカの医療システム

　アメリカの医療保険は民間保険が主であるが，低所得者（3人家族で年収13,000ドル以下），身体障害者と高齢者は，メディケイド，メディケアという公的保険がある。アメリカの医療費は世界の中で飛び抜けて高い。したがって，民間保険の掛け金も極めて高く，公的な保険の対象にならない比較的低所得者層は保険料が払えない。そのために約4,000万人以上の人が無保険者である。これらの層の人達は，所得がある層と比較すると罹病率が高く，後述する民間保険はリスクに応じた掛け金なので，掛け金は高くなる。そのために保険に入ることができないのである。病気になっても受診せず，ひどくなった場合に，救急外来を受診することになる。一般外来は保険もなく，医療費が払えない場合には診療を拒否されることがあるが，救急外来では拒否できないからである。保険に加入していて

も，その保障は十分でなく，高齢者がいない家族では収入の10％，65歳以上の家族のいる家庭では実に収入の50％を医療費として支出しており，より重症な障害をもつ家族では年間平均21,000ドルの支出を強いられるというデータもある。

もともとアメリカの民間保険は，ブルーシールド，ブルークロスという医師会が関与した民間保険があったが，新たに参入した民間保険会社がもっと安い保険料を設定して多くの加入者を獲得し，いまや60％を超える人々が新しく参入した民間の保険会社に加入している。

ブルーシールドやブルークロスは，同じ地域の人はすべて同じ掛け金である（このシステムを地域料率community ratingという，自動車保険の強制保険と同じ考え方）。これに対して，新しく参入した民間保険会社は，個人のリスクに応じた率を設定した。すなわち，若くて健康で病気になる確率の低いグループには，極めて安い掛け金を設定した（これを実績料率experience ratingという，自動車保険の任意保険とおなじ考え方）。

そのために若くて健康な人々が多く加入したが，その一方で病気がちの人は，掛け金が高くなり，保険に加入できなくなった。急激に成長した民間の医療保険会社間の競争も激しくなり，もっと掛け金を安くして多くの客を集めるために，医療側に支払う金額をさらに少なくする必要が生じた。そのため安い費用で治療を請け負う医師や病院を捜し出して契約し，契約した医師や病院でしか保険を利用することができない制度（選択的契約）を考えだした。これによって，掛け金は安くなったが，病気になった場合には，近くの病院が契約していないと，契約してある遠くの病院まで行かなくてはならないなどの弊害が起こった。一方，保険会社と契約できない病院は患者が来なくなり，次々と倒産していった。

この選択的契約をきっかけとして，保険会社の医療に対する管理はますます厳しくなった。患者が受診する医師や病院の選択はもちろんのこと，処方，治療法，入院，手術など，いままで医師の裁量で行われていたものが，保険会社のマニュアルに沿ってしか実施できなくなり，保険会社の許可なしには，受診も手術もできない，いわゆるマネジドケアという管理手法である。この制限医療は入院医療に対して特に厳しく行われた。アメリカの入院費は極めて高いからである（わが国の入院費はおよそ15,000円に対してアメリカでは55,000～200,000円）。費用の節約のため，入院しないで，外来で多くの手術が行われるようになったのは，このような背景があるからである。

一方，公的保険であるメディケアなども経費節減のために，今までの出来高払いであった支払いシステムを入院医療費は包括支払い方式に変更した。同時に，包括化による粗診粗療を防止する目的で，医療の質を監視するシステム〔同輩監視機構（peer review organization；PRO）〕が作られ，医療内容を監視することにしたのである。このシステムは，この機構に所属する医師や看護婦が病院に入って医療内容をチェックするのである。このPROの監視の対象が，当初は入院医療だけで，外来は対象から外されていた。このため，病院側はこのPROの監視を嫌って，対抗手段として今まで入院して行われていた医療行為（手術を含む）を外来で行うことにしたのである。また，当時は外来の医療行為

については，出来高払いで支払われていたのである．最近では外来の医療費が増大したので，外来も管理医療の対象になっている．

III. わが国の展望

1. 現在の日本の医療制度

　　医療改革が叫ばれているものの，改革が先送りされているわが国の場合はどうであろうか．わが国の保険は，原則としてすべて公的保険である．そのために破綻することはないと思っている人もあろうが，財政的にはすでに破産しているといってもよい．したがって，このままでは保険制度を維持することは不可能である．なんらかの抜本改革を実行しなければ，間違いなく保険制度は崩壊するであろう．抜本的な改革は先送りされているものの，わが国の医療システムは，現在でも少しずつ変化している．わが国には1万近い数の病院があり，諸外国と比較して極めて多い．これらの病院で，それぞれ急性期の患者も慢性期の患者も同じように診療しているのは極めて非効率的であり，厚生省は病院を機能的に分別をすることを意図して，基準の整備などをした結果，多くの中小の病院が手術などの急性期医療をやめて，いわゆる慢性期医療を専門に扱う病院に変わっていった（療養型病床群）．この傾向がさらに進むと，急性期の病院は，ますます忙しくなり，入院日数の短縮，手術室の効率的利用を迫られるであろう．しかし，現在ではまだ日本の病院は，余っている病床を利用した方が有利であり，また手術患者は入院させておいた方が安心なので，日帰り手術を行う意欲は少ない．しかし，急性期病院がさらに忙しくなると，病床や手術室を効率的に利用するために，日帰り手術・麻酔を取り入れなければ患者をさばききれなくなる．さらに，患者や保険者からの情報公開の欲求が強くなり，病院の内容を広く公開する時代がまもなくやってくる．そうなると，手術結果の良い病院に患者が押しかけ，忙しい病院はますます忙しくなり，病床や手術室の効率的な利用がますます求められるであろう．わが国では，日帰り手術・麻酔に対しての患者からの希望も少ない．入院しても患者の負担は極めて少ないからである．しかし，患者の中には日帰り手術を希望する人もいる．現在すでに日帰り手術を実施している病院では，患者の希望に対応して行っているのである．これからの病院は患者の多様な要望にいつでも対応できる体制を整えなければ，生き残ることはできないであろう．

2. 短期滞在手術基本料の影響

　　このような傾向を予想して，日本麻酔科学会は日帰り麻酔管理料という保険点数の設定を要求してきた．その結果，平成12年度に短期滞在手術基本料という新しい項目が設定されたのである．今まで厚生省が試験的に設定してあった日帰り手術に対する点数は，手術料の加算という設定であった（500点〜1,000点）．これに対して，日本麻酔科学会は，日帰り手術の患者管理および責任は麻酔科医が主役であり，日帰り手術であっても，手技は同じであるので，手術料金の割増というのはおかしい．点数は，麻酔管理料としての点

数を設定すべきであることを主張してきた．今回，設定された短期滞在手術基本料は，検査料と麻酔管理料を包括したものであり，これは日本麻酔科学会が要求した内容と同じである．この点数の特徴は，日帰りばかりではなく，一日入院の制度があることである（短期滞在手術管理料2）．

詳細は**表1，2**（126〜128ページ）のとおりである．

短期滞在手術基本料が設定されたことは，日帰り手術・麻酔を行う病院の増加のきっかけになるかもしれない．しかし，検査料が包括されているので，検査をあまり行うと病院の収入は減少する．診療報酬の包括化を目指している厚生省にとっては，日帰り手術・麻酔が最も包括化しやすいグループである．患者は合併症をあまりもっていないし，手術も定型化しやすいものばかりである．やがてわれわれもアメリカのように，ほとんど術前検査なしに麻酔をするようになるかもしれない．今回設定された点数は，十分満足するべき金額ではないが，効率よく数をこなせば，病院はかなりの収入増になる．施設基準に，複数以上の麻酔科医（標榜医）の常勤が必須になっている．このことは，麻酔科にとってはとても重要である．今は麻酔科のマンパワーは依然として不足であり，どの施設でも日帰り麻酔を行う余裕はないかもしれない．しかし，近い将来には医療環境が劇的に変化する．急性期病院が日帰り手術・麻酔を行うためには，非常勤医師（アルバイト医師）でなく，どうしても常勤の麻酔科医師の数を増やさなければならなくなり，麻酔科常勤医の求人がますます増加するであろう．また，医師過剰時代に突入するので，若い医師が急性期疾患を扱う病院で働けるチャンスは少なくなる．そのため，他科の専門医が過剰になってくるので，まだ多くの求職がある麻酔科医をめざす医師は必ず増加するはずである．

厚生大臣が指定した手術の内容をみると首をかしげたくなるものもあるが，これは，各関連科の学会へ厚生省が要望して日帰り手術の適応となる手術名をリストアップしてもらった結果でこのような手術が指定されたという．もちろん外国ではもっと多くの種類の手術が行われている．わが国ではまだ経験が不足であり，やがて多くの施設が日帰り手術・麻酔の経験を積めば，もっと多くの種類の手術が指定されるようになるであろう．

3. 医療改革後の変化

わが国の医療保険制度や医療システムがどのような方向に改革されるのか，今のところまったく不透明である．日本医師会や支払い側（健康保険組合連合など），製薬会社，医療材料関連会社，厚生省，外国の圧力などの綱引きがあり，さらにこれらをバックにした政治家が関与して，厚生省が長い間練ってきた改革案を2年間先送りにしてしまったからである．

はっきりしていることは，このままではわが国の医療保険は崩壊してしまうことである．破綻させない方法は4つしかない．医療費を大きく削減するか，保険料を大幅に値上げするか，税金などの国費を大量に投入するか，保険の給付を減らすかである．医療費の節約はもちろん重要である．厚生省が進めようとしている包括化によって無駄な医療費を節約する試みは，（diagnosis related group, prospective payment system；DRG/PPS）と呼ばれて話

題になっているが，これがもし成功すれば，医療費は節減できるが，その節減効果もすぐに頭打ちになって，膨れ上がる医療費はこの程度の抑制では解決できないといわれている。保険料の大幅な値上げ，大量の税金を投入することは，わが国の今の経済状況を考えると，実現は不可能であろう。残りは給付を減らす方法しかない。例えば，患者が受診時に払う一時負担金を増やしたり，入院時の食事代は自費とするなどである。食事代は病気にならなくても当然必要であり，これを健康保険から支払うことに異議を唱える人も多い。したがって，これが実現する可能性は高い。わが国の病院のアメニティの低さは有名である。これは入院費が極めて安いからである。ホテル並のサービスを実現するためには，入院の部屋代やベッドの使用料なども自費とするべきであるとする意見もある。このようになると公的な医療保険だけでは不足で，民間の保険に加入することが必要になる。民間の保険に加入することは国民にとっては負担であるが，現在の公的な医療保険と異なり，自分や家族のためにだけに負担するので，支払うことにはあまり不満はないだろう。

　これに対して現在の公的保険は，保険というよりか相互扶助の考え方で，若くて，ほとんど受診しない健康で収入の多い人が，最も多くの費用を負担しており，そのうえわが国の医療保険には税金も大量に投入されているので，収入の多い人々はさらに負担していることになる。したがって，保険料のこれ以上の値上げは，ますますこの不公平感を増長することになるため，極めて難しいのである。入院するための部屋代や食事代が自費になれば，患者の負担はさらに重くなり，例え民間の保険に加入していても必ず制限があるはずで，このために日帰り手術・麻酔を希望する患者は増加するであろう。

IV．まとめ

　わが国における医療改革は，結局は，アメリカのような激しい改革は起こらずに，日本人の特性として中庸な改革で収まるのではないだろうか。したがって，日帰り手術・麻酔はアメリカほどの増加はないであろう。しかし，病院間の競争が激化することは確実で，患者の多様な要望に応えるために，急性期病院は日帰り手術・麻酔に対応しなければならないであろう。さらに，多くの患者を扱うためには，病床や手術室の効率的な利用が求められるので，日帰り手術・麻酔はますます重要になるであろう。また，保険制度の改革で受診時の患者負担が大幅に増えるようなことがあれば，日帰り手術・麻酔を希望する患者はさらに増加するであろう。

表1　短期滞在手術基本料

短期滞在手術基本料1	3,000点
短期滞在手術基本料2	5,000点

注1
　別に厚生大臣が定める施設基準に適合しているものとして地方社会保険事務局長に届け出た保険医療機関において，別に厚生大臣が定める手術を行った場合（同一の日に入院及び退院した場合に限る。）は短期滞在手術基本料1を，別に厚生大臣が定める手術をおこなった場合（入院した日の翌日までに退院した場合に限る。）は短期滞在入院基本料2を算定する。ただし，当該患者が同一疾患又は負傷につき，退院の日から起算して7日以内に再入院した場合は，当該基本料は算定しない。

注2
　第2章第3部検査，第4部画像診断，及び第11部麻酔のうち次に掲げるものは短期滞在手術基本料1に含まれるものとする。
イ　尿中一般物質定性半定量検査
ロ　血液形態，機能検査
　　区分番号D005の5に掲げるもの及び末梢血液一般検査
ハ　出血，凝固検査
　　区分番号D006の1及び2に掲げるもの，凝固時間測定及び活性化部分トロンボプラスチン時間測定
ニ　血液化学検査
　　区分番号D007の1から7まで，9及び10に掲げるもの
ホ　感染症血清反応
　　区分番号D012の1，4及び14に掲げるもの，TPHA試験（定性），HIV-1抗体価，髄液又は尿中肺炎球菌抗原，髄液又は尿中ヘモフィルスインフルエンザb型抗原，腸炎ビブリオ菌耐熱性溶血毒（TDH）検査，単純ヘルペスウイルス特異抗原，RSウイルス抗原精密測定及び淋菌同定精密検査
ヘ　肝炎ウイルス関連検査
　　区分番号D013の1に掲げるもの及びHCV抗体価精密測定
ト　血漿蛋白免疫学的検査
　　区分番号D015の1及び2に掲げるもの
チ　心電図検査
　　区分番号D0208の1に掲げるもの
リ　写真診断
　　区分番号E001の1に掲げるもの
ヌ　撮影
　　区分番号E002の1に掲げるもの
ル　麻酔管理料
　　区分番号L009に掲げるもの

注3
　第一章基本診療科並びに第2章3部検査，第4部画像診断，及び第11部麻酔のうち次に掲げるものは短期滞在手術基本料2に含まれるものとする。
イ　入院基本料
ロ　入院基本料加算（地域加算を除く。）
以下は注2と同じ。

（要約すると，周術期に行う一般検査と麻酔管理料を包括したもので，手術翌日に帰宅する短期滞在手術基本料2はこれに入院基本料（1200点以下）を包括したものである。）

表2 短期滞在手術基本料の施設基準等

短期滞在手術基本料に関する基準は，「基本診療科の施設基準等」の他，下記のとおりとする。

1. 短期滞在手術基本料1に関する基準
  （1）術後の患者の回復のために適切な専用の病床を有する回復室が確保されていること。ただし，当該病床は必ずしも許可病床である必要はない。
  （2）看護婦が常時患者4人に1人の割合で回復室に勤務していること。
  （3）当該医療機関が，退院後概ね3日間の患者に対して24時間緊急対応の可能な状態にあること。又は当該医療機関と密接に提携しており，当該手術を受けた患者について24時間緊急対応が可能な状態にある医療機関があること。
  （4）常勤の麻酔科医が複数勤務していること。
  （5）術前に患者に十分説明し，別紙様式9を参考として同意を得ること。

2. 短期滞在手術基本料2に関する基準
  （1）当該保険医療機関が，病院にあっては入院基本料1から5，有床診療所にあっては有床診療所1群入院基本料1，2の要件のいずれかを満たしていること。
  （2）1の（3）及び（4）を満たしていること。
  （3）術前に患者に十分に説明し，別紙様式9を参考として同意を得ること。

3. 届出に関する事項
短期滞在手術基本料の施設基準に係る届出は，別紙6の様式36を用いること。
（麻酔科医の標榜登録番号，病床面積，看護婦の数等の記載項目がある。）

厚生大臣の定める手術（短期滞在手術基本料に係わる手術）
1. 短期滞在手術基本料1が算定できる手術
  K005　皮膚，皮下腫瘍摘出術（露出部）　3　長径4センチメートル以上（6歳未満に限る）
  K006　皮膚，皮下腫瘍摘出術（露出部以外）　3　長径6センチメートル以上（6歳未満に限る）
  K008　腋臭症手術
  K068　半月板切除術（関節鏡下によるものを含む）
  K093　手根管開放手術（関節鏡下によるものを含む）
  K283　眼内レンズ挿入術
  K474　乳腺腫瘍摘出術
  K508　気管支狭窄拡張術（気管支鏡によるもの）
  K510　気管支腫瘍摘出術（気管支鏡又は気管支ファイバースコープによるもの）
  K633　ヘルニア手術　5　鼠径ヘルニア（12歳未満に限る）
  K653　内視鏡的胃，十二指腸ポリープ，粘膜切除術，　1　早期悪性腫瘍粘膜切除術
  K721　内視鏡的結腸ポリープ，粘膜切除術　1　早期悪性腫瘍粘膜切除術
  K841-2　経尿道的レーザー前立腺切除術

2. 短期滞在手術基本料2が算定できる手術
  K067　関節鼠摘出術（関節鏡下によるものを含む）
  K069　半月板縫合術（関節鏡下によるものを含む）
  K074　靱帯断裂縫合術（関節鏡下によるものを含む）
  K196-2　胸腔鏡下交感神経節切除術
  K453　顎下腺腫瘍摘出術（歯科点数においてはJ056）
  K454　顎下腺摘出術（歯科点数においてはJ055）
  K461　甲状腺部分切除術，甲状腺腫瘍摘出術
  K617　下肢静脈瘤手術　1　抜去切除術
  K672-2　腹腔鏡下胆嚢摘出術

表2 短期滞在手術基本料の施設基準等（つづき）

K718-2	腹腔鏡下虫垂切除術	
K743	痔核手術（脱肛を含む）	3　根治手術
K781	経尿道的尿路結石除去術（超音波下に行った場合も含む）	
K823	尿失禁手術	
K867	子宮頸部切除術	
K873	子宮鏡下子宮筋腫摘出術	
K888	子宮付属器腫瘍摘出術（両側）	2　腹腔鏡によるもの

注：

A400　短期滞在手術基本料

(1) 短期滞在手術基本料は，短期滞在手術（日帰り手術及び一泊二日入院による手術）を行うための環境及び当該手術を行うために必要な術前，術後の管理や定型的な検査，画像診断，麻酔管理を包括的に評価したものであり，次に定める要件を満たしている場合に限り算定出来る。
　ア　手術室を使用していること。
　イ　術前に十分な説明を行った上で，患者の同意を得ること。
　ウ　退院翌日に患者の状態を確認する等，十分なフォローアップを行うこと。
　エ　退院後概ね3日間，患者が1時間以内で当該医療機関に来院可能な距離にいること。

(2) 短期滞在手術を行うことを目的として本基本料に包括されている検査及び当該検査項目等に係わる判断料並びに画像診断項目を実施した場合の費用は短期滞在手術基本料に含まれ，別に算定できない。ただし，当該手術の実施とは別の目的で当該検査又は画像診断項目を実施した場合は，この限りではない。この場合において，その旨を診断報酬明細書の概要に記載すること。

(3) 短期滞在手術基本料を算定している月においては，血液学的検査判断料，生化学検査（1）判断料又は免疫学的検査判断料は算定できない。

(4) 短期滞在手術基本料を算定した同一月に心電図検査を算定した場合は，算定の期日にかかわらず，所定点数の100分の90の点数で算定する。

(5) 短期手術基本料を算定する際使用したフィルムの費用は，区分番号「E400」に掲げるフィルムの所定点数により算定する。

(6) 同一部位につき短期滞在手術基本料に含まれる写真診断及び撮影と同時に2枚以上のフィルムを使用して同一の方法により撮影を行った場合における第2枚目から第5枚目までの写真診断及び撮影の費用は，それぞれの所定点数の100分の50に相当する点数で別に算定できるものとする。なお，第6枚目以後の写真診断及び撮影の費用については算定できない。

(7) 短期滞在手術基本料1の届出を行った保険医療機関が，短期滞在手術基本料の対象となる手術を行った場合であって入院基本料を算定する場合には，短期滞在手術基本料を算定しない詳細な理由を診療報酬明細書に記載すること。

編集後記

　欧米諸国ではこの15年ほどの間に日帰り手術，日帰り麻酔が著しく増加してきました。アメリカでは1981年に予定手術の20％程度であった日帰り手術は1996年には69％にまで増えており，イギリスでも1998年には62％にまで達しています。以前より海外を視察してこられた先生方から，日本でも日帰り麻酔の早急な検討の必要性を訴える声が寄せられていました。しかし小児を対象とした一部の施設でしか日帰り麻酔は行われておらず，医療制度や社会の医療に対する考え方の違いから，ほとんど検討されてきませんでした。

　アメリカでの日帰り手術の増大は，医療保険会社の経費切り詰めを目的に日帰り手術が推奨され，1983年にメディケアによる定額性の医療（diagnosis related groups/prospective payment system；DRG/PPS）が開始されたことと大きく結びついています。また，アメリカ日帰り麻酔学会（Society for Ambulatory Anesthesia；SAMBA）は1984年に設立されました。日帰り手術の増加の一方でベッドの稼動率は激減し，稼働率を維持するために総ベッド数の減少と総手術件数の倍増が起きています。医療費の軽減を目的として非常に高い入院を避けて手術を日帰りで行うようになりましたが，病院としては手術件数を増やして収益を求めたので，結果として総医療費の増大につながっています。

　日本でも医療費の増大と保険医療財政の悪化，病院の機能分化を目的として，日帰り手術・麻酔に目が向けられるようになりました。「在院日数の短縮および長期入院の是正」の名目のもとに，平成10年度に行われた社会保険診療報酬の改正では，日帰り手術の保険点数が加算される手術対象が拡大されています。平均在院日数が20日以内の場合に入院時医学管理料の加算が認められたため，短期入院による手術は平均入院期間を短くするのに有効な手段でもありました。また，平成12年度の改正では短期滞在手術基本料が認められ，日帰り麻酔での周術期管理が保険点数として認められるようになりました。

　医療は医療技術，患者のquality of life（QOL），医療経済の3つの面を持っています。今日まで医療技術の進歩とそれによる治療成績の向上に主眼がおかれ，患者はその恩恵にあずかってきました。日帰り手術・麻酔も，質の良い麻酔法と内視鏡などによる手術法の開発により従来入院を必要としていた手術を外来患者にも行えるようになったものでありますが，近年患者の自己決定に基づくQOLの向上に対する関心が高まっており，帰宅したいとの希望にそえることは現代の医療精神に合っているばかりか，医療費の膨大化と医療保険の赤字対策としての持つ意味も大きいものがあります。しかし，海外での日帰り手術の増加が経済原理優先で進められ，手術件数の増加，病院経営の悪化をもたらしてきたことや，入院費が高いのでとにかく退院するなどは，日帰り手術の利点が十分生かされているとは言えないと考えます。

　日本では日帰り麻酔の安全を確保することを目的として，「日帰り麻酔研究会」が平成10年の春に設立され，活動を行ってきました。手術が的確に行われ，術前・術後の管理体制が十分整っていれば，麻酔科医にとって日帰りをする患者に麻酔をかけることはさほど難しいものではないでしょう。しかし，在宅での管理体制が十分整っておらず，また平成10年度の診療報酬の改正では日帰り手術に保険点数の加算がなされたことから，安全を置き去りにした安易な管理による日帰りでの手術が拡大することが懸念されました。日帰り手術での患者の安全を守るのは手術手

編集後記

技ではなく周術期管理であるとの主張から、日本の日帰り麻酔の進むべき道を自らが切り開いていく必要性を感じ、麻酔科として積極的に関与して安全を確保するための検討を急いできました。

以上のような事情から、日本麻酔学会、日本臨床麻酔学会、日帰り麻酔研究会の三者は「日帰り麻酔の安全のための基準」の制定を検討し、平成11年11月に公表いたしました。しかし、本基準は日帰り麻酔の安全を確保するための基本的概念を示したものであり、日帰り麻酔を実施するに当たってはさらに具体的な内容の解説が必要と考えました。そこで日帰り麻酔研究会では、日本麻酔科学会、日本臨床麻酔学会の了解の下で、克誠堂出版の協力を得て、安全に日帰り麻酔を行うための知識と実践に役立つようなガイドブックの作成を検討し、実際に日帰り麻酔を数多く手がけておられる先生方を中心に執筆をお願いして、「日帰り麻酔の安全のための基準」ガイドブックを作成するに至りました。

しかし、日本ではまだ少数の施設しか日帰り麻酔が行われておらず、また保険制度も十分整備されていないことから、本ガイドブックは差し当っての目安となるもので、今後の日本の医療制度が変わっていく中で先生方からのフィードバックを受けて書き直していくべきものと考えております。本ガイドブックが日帰り麻酔を行ううえで参考になり、患者の安全が確実なものになり、日帰り麻酔が普及することに少しでも役立つことを希望致します。

なお、本ガイドブックの作成に当って、下記の先生方のご協力を頂きましたことに深謝致します。

森　健次郎	高松赤十字病院院長，京都大学名誉教授
武田　純三	慶應義塾大学医学部麻酔学教室
畑埜　義雄	和歌山県立医科大学麻酔学教室
新宮　興	関西医科大学麻酔科学教室
浅井　隆	関西医科大学麻酔科学教室
木村　好江	神戸大学医学部麻酔学教室
尾原　秀史	神戸大学医学部麻酔学教室
滝口　守	東海大学医学部外科学系麻酔科学部門
尾崎　眞	東京女子医科大学麻酔科学教室
日野　博文	聖マリアンナ医科大学麻酔学教室
上田　直行	久留米大学医学部麻酔学教室
瀧　健治	佐賀医科大学救急医学講座
十時　忠秀	佐賀医科大学麻酔・蘇生学教室
村田　洋	兵庫県立こども病院麻酔科
白神豪太郎	京都大学大学院医学研究科器官外科学講座臨床病態生理学
難波　恒久	京都大学大学院医学研究科器官外科学講座臨床病態生理学
福田　和彦	京都大学大学院医学研究科器官外科学講座臨床病態生理学
与五沢利夫	国立国際医療センター麻酔科

日帰り麻酔研究会事務局長
武田純三

和文索引

●あ
悪性高熱　22, 54
悪夢　26
亜酸化窒素　22
アスピリン喘息　107
アセトアミノフェン　83

●い
イオン導入法　85
イオントフォレーシス　85
異型血漿コリンエステラーゼ症　27
痛み　99
一回換気量吸入法　23
医療改革　123
陰茎背神経ブロック　82
飲食の制限　116
インスリン　108
――依存型糖尿病　108
――非依存型糖尿病　108
咽頭喉頭反射　100
咽頭痛　80
院内感染　115
インフォームドコンセント　13, 66

●え
腋窩到達法　29
エスマルヒ帯　28
エドロホニウム　27

●お
悪心　23
悪心・嘔吐　78, 89, 108
オリエンテーション　80

●か
開口障害　27
介護者　104
回復室　13, 14, 15, 17, 20

――での覚醒　47
化学療法　110
覚醒段階　46
覚醒の段階　45
カタレプシー　26
合併症　87, 88
下腹部痛　80
換気不全　99
看護用ワークシート　60, 65, 66
患者-医者（看護婦）関係　13
患者認識票　67
緩徐導入　22, 94
関節内モルヒネ（1mg）注入　82
感染症検査　95
眼痛　80
冠動脈疾患　105

●き
気管支痙攣　107
気管支喘息　106
偽コリンエステラーゼ　27
帰宅可能　47
「帰宅可能」な基準　48
帰宅基準　45, 50
帰宅許可　113, 117
帰宅後再受診率　76
帰宅後指示　54
帰宅指示文書　67, 70, 72
帰宅準備室　49
帰宅チェックリスト　67, 70
喫煙者　107
気道確保困難　110
吸引性肺炎　8, 9
急速吸入導入法　23
吸入麻酔薬　98
胸痛　80
局所麻酔　81
――後の帰宅基準　53
――薬　99
――薬中毒　28, 29

――薬の浸潤　28
起立性低血圧　103
禁飲食　10
禁煙　107
緊急連絡先　66, 72
筋弛緩薬の拮抗　27
筋肉痛　27, 80
筋攣縮　27

●く
クリアランス　24
クリティカルパス　60, 65
クロニジン　83

●け
ケアコーディネータ　60
――ナース　119
経口エアウェイ　40
経口血糖降下薬　108
経口摂取　96, 100
経鼻エアウェイ　40
ケタミン　25, 81
血液／ガス分配係数　21
血糖値管理　108
幻覚　26
健忘作用　25

●こ
高カリウム血症　27
交感神経遮断薬　83
高血圧　104
抗コリンエステラーゼ薬　27
抗コリン薬　9
抗酸薬　10
高次精神運動機能　23
甲状腺疾患　109
甲状腺腫　109
抗ヒスタミン薬　9
興奮　23
硬膜外パッチ　30

硬膜穿刺後頭痛　29
高齢者　90, 103
誤嚥　108
呼吸器系合併症　88
呼吸抑制　25
コパ　43

●さ
最小肺胞内濃度　21, 103
坐剤　99

●し
ジアゼパム　8
ジギタリス　106
死菌ワクチン　94
ジクロフェナク　99
四肢痛　80
歯槽部の激痛発作　80
死亡率　87
社会復帰可能段階　48
手術，麻酔承諾書　68
手術スケジュール管理　115
手術待機室　14
術後嘔吐　8
術後悪心・嘔吐　22, 26, 111
術後鎮痛　83
術後痛　89
術後疼痛　78, 79
術前オリエンテーション　65
術前検査　95
術前診察室　14, 15, 20
術前待機室　20
術前チェックリスト　67, 68
術前評価　6
術中の異常　101
術中モニター　98
循環不全　99
消炎鎮痛薬　117
情報管理システム　15
情報システム　18, 19
静脈内局所麻酔　28
静脈麻酔薬　98
食事制限状況　116
心筋虚血　105
心筋梗塞　105
神経遮断鎮痛法　82

心血管系合併症　6, 88
人工透析　109
心臓弁膜症　105
心不全　105

●す
スキサメトニウム　27
ステップダウン回復室　14, 15, 17, 18
ステップダウンリカバリ　114

●せ
生菌ワクチン　94
精神的補助　84
清濁ゾーニング　18
制吐薬　117
咳　23
脊椎麻酔　29
セボフルラン　22, 98
セロトニン拮抗薬　9
仙骨硬膜外　99
仙骨ブロック　82
全静脈麻酔　25
全身麻酔　82
喘息　96, 106
――発作　99
前投薬　81, 97

●そ
挿管困難　39
挿管のための筋弛緩薬　39

●た
待機室　13, 15, 16
対象疾患　95
大動脈狭窄症　105
短期滞在型手術　59
短期滞在手術基本料　96, 124

●ち
チオペンタール　23
注入時痛　24
鎮静　31

●て
低濃度ブピバカイン　30

適応術式　5
電話による再診　101

●と
透析　109
動線計画　18
頭痛　79
導入薬物　81
糖尿病　108
動脈貫通法　29

●な
ナロキソン　26

●に
日本版診断群別包括払い方式　59
乳房生検を行った患者のための検査後指示　56
尿閉　30
認知能力　104

●ね
ネオスチグミン　28

●は
肺活量急速吸入法　23

●ひ
日帰り外科手術後患者の術後の一般的指示　55
日帰り手術　80
膝または足関節鏡を行った患者への検査後指示　56
非ステロイド消炎薬　8
標準的Aldreteスコア　50
病的肥満　109
頻脈　104

●ふ
不安定狭心症患者　105
フェノチアジン系向精神薬　9
フェンタニル　26, 84
不穏　31
腹腔鏡的処置を受けた患者のための帰宅後指示　55
服用中の降圧薬　116

不随意運動　24
ブチロフェノン系向精神薬　9
ブピバカイン　99
フルマゼニル　25
プロポフォール　24

●へ
ペースメーカ　106
併用導入　25
ベクロニウム　27
弁疾患　105
ベンゾジアゼピン　8

●ほ
放散痛確認法　28
放射線治療　110
母児分離　93

●ま
麻酔科医の役割　113
麻酔覚醒室　49
麻酔からの覚醒　45, 46

――期　46
街をいつ歩いてよいか？　54
末梢神経刺激装置　29
麻薬性鎮痛薬　8
慢性関節リウマチ　109
慢性閉塞性肺疾患　106, 107

●み
ミダゾラム　8, 25

●む
無症候性心筋虚血　103
無症候性輪状披裂関節炎　109

●め
免疫抑制状態　110

●や
薬物依存症　110

●よ
予定外入院　111

予防接種　94

●ら
ラリンジアルマスク　98
――挿入　24
――の欠点　43
――の利点　42
卵管間膜ブロック　82

●り
リドカイン　30
臨床的チェック基準からみた覚醒
　　段階　46

●れ
冷パック　84
連用している薬物　97
連絡網　101

●わ
腕神経叢ブロック　28

欧文索引

●A
Aldreteスコア　47, 69
Aldreteスコアリングシステム
　　51, 52
α_2受容体作動薬　8
ASAクラス　6

●C
coinduction　25
context-sensitive half time　24
COPD患者　107

●D
DRG/PPS　59

●G
gastrokinetic drugs　9, 10

●H
H_2受容体拮抗薬　10

●K
Korttilaの日帰り麻酔後の安全な
　　帰宅のためのガイドライン　51

●M
MAC　21, 22, 103
mesosalpinxブロック　82
minimum alveolar concentration
　　21, 103
Modified post-anesthesia discharge
　　scoring system　54
Monitored anesthesia care　31, 32
MPADSS　54

●N
NLA　82
NSAIDs　83

●P
PACU　45, 49
――I　49
――II　49
PADSS　52, 53, 54
――点数　52
PCAポンプ　84
PDPH　29
PONV　22, 25, 26, 28
Post anesthesia care unit　49
post dural puncture headache　29
post-anesthesia discharge scoring
　　system　52, 53, 54, 69
prayer sign　108

● Q
Quincke針　79

● R
registered nurse　67

● S
stiff-joint症候群　108

● T
TNS　30
transient neurologic symptomes　30

● V
VIMA　23

● W
Wetchlerの日帰り麻酔後の安全な
　帰宅のためのガイドライン　51
Whitacre針　79

「日帰り麻酔の安全のための基準」ガイドブック＜検印省略＞

2001年3月3日　第1版第1刷発行
2005年7月7日　第1版第2刷発行

定価（本体4,700円＋税）

編集者　日本麻酔科学会
　　　　日本臨床麻酔学会
　　　　日帰り麻酔研究会
発行者　今井　良
発行所　克誠堂出版株式会社
　　　　〒113-0033　東京都文京区本郷3-23-5-202
　　　　電話（03）3811-0995　振替00180-0-196804
印　刷　倉敷印刷株式会社

ISBN 4-7719-0231-3 C3047 ¥4700E
Printed in Japan © Japan Society of Anesthesiologists, Japan Society for Clinical Anesthesia and Japan Society for Ambulatory Anesthesia, 2001

・本書の複製権・翻訳権・上映権・譲渡権・公衆送信権（送信可能化権を含む）は克誠堂出版株式会社が保有します。
・ JCLS ＜㈱日本著作出版権管理システム委託出版物＞
　本書の無断複写は著作権法上での例外を除き禁じられています。複写される場合は、そのつど事前に㈱日本著作出版権管理システム（電話03-3817-5670，FAX 03-3815-8199）の許諾を得てください。